中国医学临床百家·病例精解

首都医科大学宣武医院

神经遗传代谢病例表型分析和分子解读

成人篇

王朝东　宋海庆　邓远飞 ◎ 主编

王占军　宋　旸　王宪玲　高乐虹 ◎ 副主编

科学技术文献出版社

SCIENTIFIC AND TECHNICAL DOCUMENTATION PRESS

·北京·

图书在版编目（CIP）数据

首都医科大学宣武医院神经遗传代谢病例表型分析和分子解读. 成人篇 / 王朝东，宋海庆，邓远飞主编. 北京：科学技术文献出版社，2025. 3. -- ISBN 978-7-5235-2288-2

Ⅰ. R741

中国国家版本馆CIP数据核字第202591AB90号

首都医科大学宣武医院神经遗传代谢病例表型分析和分子解读. 成人篇

策划编辑：付秋玲   责任编辑：付秋玲 李 洋   责任校对：宋红梅   责任出版：张志平

出　版　者	科学技术文献出版社
地　　　址	北京市复兴路15号　邮编 100038
编　务　部	（010）58882938，58882087（传真）
发　行　部	（010）58882868，58882870（传真）
邮　购　部	（010）58882873
官 方 网 址	www.stdp.com.cn
发　行　者	科学技术文献出版社发行　全国各地新华书店经销
印　刷　者	北京地大彩印有限公司
版　　　次	2025 年 3 月第 1 版　2025 年 3 月第 1 次印刷
开　　　本	787×1092　1/16
字　　　数	159千
印　　　张	8.75
书　　　号	ISBN 978-7-5235-2288-2
定　　　价	98.00元

编委会

王朝东　首都医科大学宣武医院

宋海庆　首都医科大学宣武医院

邓远飞　北京大学深圳医院

王占军　首都医科大学宣武医院

王宪玲　首都医科大学宣武医院

宋　旸　首都医科大学宣武医院

高乐虹　首都医科大学宣武医院

姚廷彦　首都医科大学宣武医院

李旭颖　首都医科大学宣武医院

李　娴　山东省千佛山医院

徐凡茜　首都医科大学宣武医院

赖　鸿　赣南医科大学第一附属医院

朱俊鸽　首都医科大学宣武医院

董　玥　首都医科大学宣武医院

前　言

　　遗传代谢性疾病是神经系统的一大类疾病，通常发病率较低，临床表现多样，且往往合并难以解释的全身并发症。多数患者有明显的家族史，但也有不少缺乏家族史的散发病例。同时，有些疾病家系遗传方式不典型、不明确，进一步加大了临床分析的难度。

　　基因检测是诊断神经遗传代谢病的重要手段。现有的基因检测技术包括一代、二代和三代测序。其中一代测序最为直接，可检测已知致病基因的点突变、重复突变和外显子重排等突变；但其检测基因有限，通量较低，通常对检测病例的临床诊断准确率及对目标基因的认识有较高的要求，容易发生漏诊。二代测序具有快速大规模筛查的能力，可检测出点突变、拷贝数变异及微小缺失／插入突变，适用于诊断把握性较低、需要大规模筛查的患者，或者一代测序出现阴性结果、不能排除存在其他突变的患者；该方法可筛选出大量可能的变异，但往往一时难以锁定致病性突变，需要结合生物信息学、遗传学及功能学等多种信息分析。三代测序主要用于诊断大片段缺失、重复和结构变异，目前尚未在临床大规模应用，但对某些疾病的独特诊断价值日益凸显。遗传代谢疾病诊断困难的主要原因是临床医师和基因检测机构虽然存在一定的认知优势，但也存在根本性的、难以弥补的认知缺陷。基因检测机构的主要优势是可对检出变异做出生物学解释，但由于工作人员缺乏临床知识背景，且无法真正面对患者，难以采集到精准的表型，有时难以做出与临床吻合的基因诊断；而多数临床医师缺乏遗传学知识，对如何选择基因检测方法、如何解读检测结果及如何理解其发病机制认识不足，对如何开展精准治疗、预防和遗传咨询更是一筹莫展。

　　宣武医院神经内科遗传代谢组自2018年4月成立以来，一直致力于探索临床医师可及的遗传代谢病诊断新模式。通过多年的努力，我们逐步建立了一套以精细化临床表型为基础，基于美国医学遗传学与基因组学学会（ACMG）专家指南建议和ClinGen/ClinVar等数据库提供的信息，并整合遗传学、生物信息学、基因功能学等多学科知识的遗传代谢病诊断新路径。我们开发了"五步法"数据解读体系，通过建立神经疾病多学科分子会诊门诊等形式，为神经内科、儿科、神经外科等学科提供分子级别的疑难病会诊，并提供精准治疗、遗传咨询和精准化预防等建议，获得了广泛的认可和支持。自2022年3月起，我们通过"临基医动"遗传代谢病数据解读沙龙的方式，在北京、广州、石家庄、深圳、重庆、哈尔滨、长春、呼和浩特、银川、昆明等10多个城市，与当地的成人及儿童神经科专家合作，开展该项技术的现场示范和推广应用。目前"临基医动"遗传代谢病数据解读沙龙已开展20期，解决了近百个来自各地的疑难病例的诊治问题，得到了同行的高度认可。

为了进一步介绍上述技术的方法体系，我们编写了系列图书，分为成人篇和儿童篇两本，精选了部分成人和儿童期发病的病例，利用上述分析方法进行详细讲解。每个病例包括病历摘要、临床资料及专家点评。在诊断分析中，我们除了讲述其传统的定位和定性诊断分析，还从临床表型、遗传学、功能学和基因型 – 表型匹配分析角度，详细解读了临床和分子诊断的全过程。除此之外，我们还加上了精彩的专家点评，使其更加言简意赅、清晰易懂。这些内容可使临床医师完整地了解遗传病的基因与临床数据融合分析的方法，还可促进临床思维向基础思维的转化。

我们期待本书可为开展神经遗传代谢病诊治的成人和儿童神经科医师，从事该类疾病遗传和分子机制研究等相关领域的科学家和研究者，以及从事罕见病临床基因检测和生信分析相关行业的工作者提供较为生动的临床病例，为其临床和科研工作提供新的思路。

本书得到了多项国家级和北京市级课题资助，以及深圳市"三名工程"项目资助。同时，在编写和校正过程中，得到了沈亦平、邹丽萍、王玉平、李存江、黄旭升、曹立、李久伟等教授的大力支持与帮助，在此表示衷心的感谢！

由于时间、条件所限，本书中难免存在一些疏漏，期待读者提出宝贵意见，使我们能进一步改进和提升。

王朝东

目　录

MYORG 复合杂合变异导致的常染色体隐性特发性基底节钙化 7 型

【概述】

特发性基底节钙化 7 型（idiopathic basal ganglia calcification 7，IBGC7）[在线人类孟德尔遗传（online Mendelian inheritance in man，OMIM）：618255]，是一种罕见的常染色体隐性遗传的原发性家族性脑钙化（primary familial brain calcification，PFBC）疾病。其特征是脑实质内尤其是基底节、丘脑和小脑白质的多发、普遍对称的钙化灶。IBGC7 在临床上主要表现为进行性运动障碍、认知障碍和精神症状，也可表现为小脑功能障碍及言语困难。该病的临床表现与钙化的影像学及病理特征之间没有明显的相关性，有 1/3 的患者脑内出现钙化但无显著症状。IBGC7 是 PFBC 的一种，PFBC 有两种遗传模式，SLC20A2、XPR1、PDGFB 和 PDGFRB 的变异导致常染色体显性遗传 PFBC；MYORG 和 JAM2 的双等位基因变异导致常染色体隐性遗传 PFBC（IBGC7，IBGC8）。MYORG 基因是一种糖基水解酶基因，编码含有 714 个氨基酸的蛋白质，在蛋白的糖基化调节中发挥作用，其导致脑内钙化的机制尚不明确，可能参与脑内钙盐沉积的过程。笔者及所在团队本次报道 1 例以言语不清、饮水呛咳、抑郁焦虑为主要表现的 MYORG 基因复合杂合变异导致的 PFBC（IBGC7）。该病例的两个变异位点均未被报道，因此本报道扩增了 MYORG 基因变异谱，加深了对疾病的认识，从而提高了临床诊断率，同时为建立 IBGC7 疾病的实验模型提供了新思路。

【病历摘要】

患者，女，43 岁，因"言语不清进行性加重 3 年、情绪不稳 1 年半"就诊，以"脑白质病"收住院。主要表现为言语不清、饮水呛咳、抑郁焦虑，严重时出现头晕、脑胀，伴心慌及双手抖动、运动迟缓。既往有原发性高血压及一氧化碳中毒，否认家族遗传病史及类似疾病史。查体言语含糊，锥体束征（＋）。辅助检查中头颅（computer tomography，CT）检查提示脑内多发对称性钙化；头颅磁共振成像（magnetic resonance imaging，MRI）提示脑内多发对称性异常信号。

【临床资料】

1. 病史

（1）现病史：患者，女，43岁，因"言语不清进行性加重3年、情绪不稳1年半"就诊。3年前患者出现言语不清，主要表现为吐字含糊，但不影响他人理解，患者自觉舌头不灵活且讲话变慢，无肢体无力及动作笨拙。2年前出现持续右侧耳鸣，伴听力轻微下降，不伴眩晕、恶心、呕吐，遂就诊于当地医院，未明确诊断。1年半前患者出现烦躁、情绪低落、偶尔失眠，严重时感头晕，伴心慌及双手抖动，遂就诊于当地医院，诊断为"抑郁状态"，口服"氟哌噻吨美利曲辛"治疗，自感情绪较前好转，言语不清无明显好转。半年前出现饮水呛咳，不伴吞咽困难。半月前，患者因言语不清、饮水呛咳加重于当地医院就诊，行头颅CT示双侧基底节区对称钙化灶。为求进一步诊治就诊于我院，门诊以"基底节钙化待查"收入我科。

（2）既往史：发现原发性高血压数年；20年前曾有一氧化碳中毒。

（3）家族史：父亲去世，母亲体健，姐姐10年前因脑卒中遗留行走障碍。否认家族遗传病史及类似疾病史。

2. 体格检查

神志清，言语含糊。双侧瞳孔对光反射灵敏，双眼运动正常，无眼球震颤。四肢肌力5级，四肢肌张力正常，肌容积正常。双侧轮替运动欠灵活。四肢腱反射活跃，下颌反射、右侧掌颏反射（＋），双侧Hoffmann征、Rossolimo征和Chaddock征（＋）。步态未见明显异常。Romberg征（－）。

3. 辅助检查

（1）头颅CT检查（2020-09-21）提示：双侧半卵圆中心、侧脑室旁、基底节、丘脑、中脑及小脑齿状核对称性钙化灶（图1.1）。

（2）头颅MRI检查（2020-09-20）提示：脑内多发对称钙化灶，符合特发性基底节钙化表现；双侧小脑半球脑萎缩；胼胝体变薄；脑白质病变（图1.2）。

（3）颈椎MRI平扫（2020-09-24）提示：颈椎退行性改变；$C_{3\sim7}$椎间盘突出，$C_{5\sim6}$椎管变窄；双侧小脑齿状核混杂异常信号，考虑钙化灶（图1.3）。

（4）超声检查（2020-09-20）提示：肝内钙化灶。

（5）血清骨代谢检查（Ⅰ型胶原氨基端延长肽、β- 胶原特殊序列、骨钙素、全段甲状旁腺激素、维生素 D）（2020-09-19）：全段甲状旁腺激素 26.5 pg/mL（正常值＜ 70 pg/mL）。

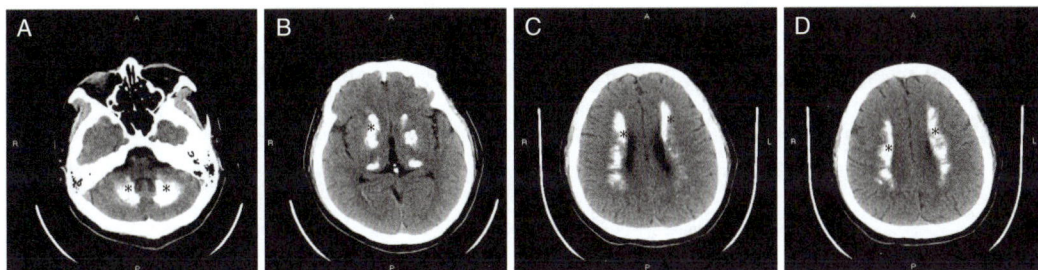

星号标记为脑部钙化灶部位。

图 1.1　头颅 CT 检查

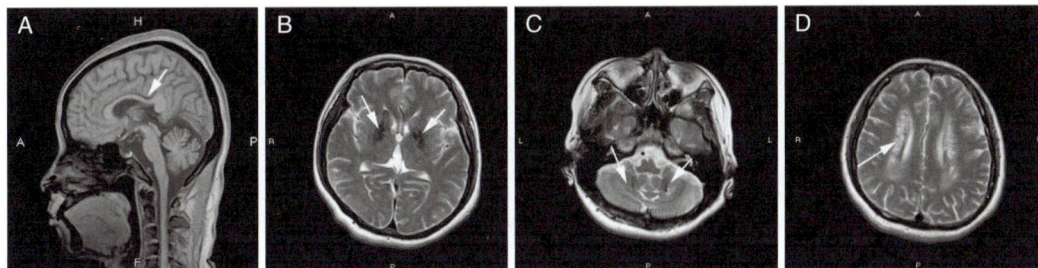

箭头指向变薄的胼胝体、脑内钙化灶及脑白质病变。

图 1.2　头颅 MRI 检查

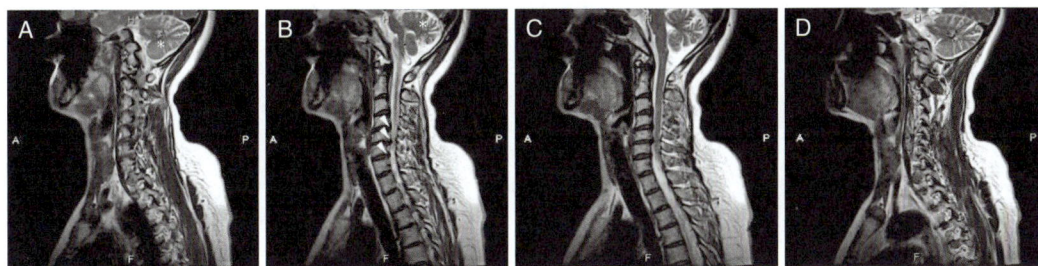

星号表示小脑内混杂信号及小脑萎缩、三角形指向椎间盘突出。

图 1.3　颈椎 MRI 平扫

4. 基因检测分析

单样本全外显子测序分析结果提示，*MYORG* 基因存在可能复合杂合：2 号外显子（共 3 个）一处移码突变［NM_020702.5：c.510_514dupGGCCG（p.Val172GlyfsTer22）］，2 号外显子存在错义突变［NM_020702.3：c.679C ＞ T（p.Arg227Cys）］。

（1）基因 - 疾病关系证据（*MYORG*）：未知。

3

（2）美国医学遗传学与基因组学学会（American College of Medical Genetics and Genomics，ACMG）评级[①]。NM_020702.5：c.510_514dupGGCCG（p.Val172GlyfsTer22），可能致病（likely pathogenic，LP），PVS1_Strong+PM2_Supporting+PP3+PP4（未报道）；NM_020702.3：c.679C＞T（p.Arg227Cys），意义未明的（variant of uncertain significance，VUS），PM3+PM2_Supporting+PP3+PP4，贝叶斯评分81.2%，该位点未报道。

（3）Sanger测序验证证实 MYORG 基因存在1个复合杂合的致病性突变，家系分析提示其中一个突变来源于其母亲，由于父亲去世无法进行 Sanger 测序验证基因变异位点，故另外一个突变来源不明（新发或源于父亲）（图1.4）。

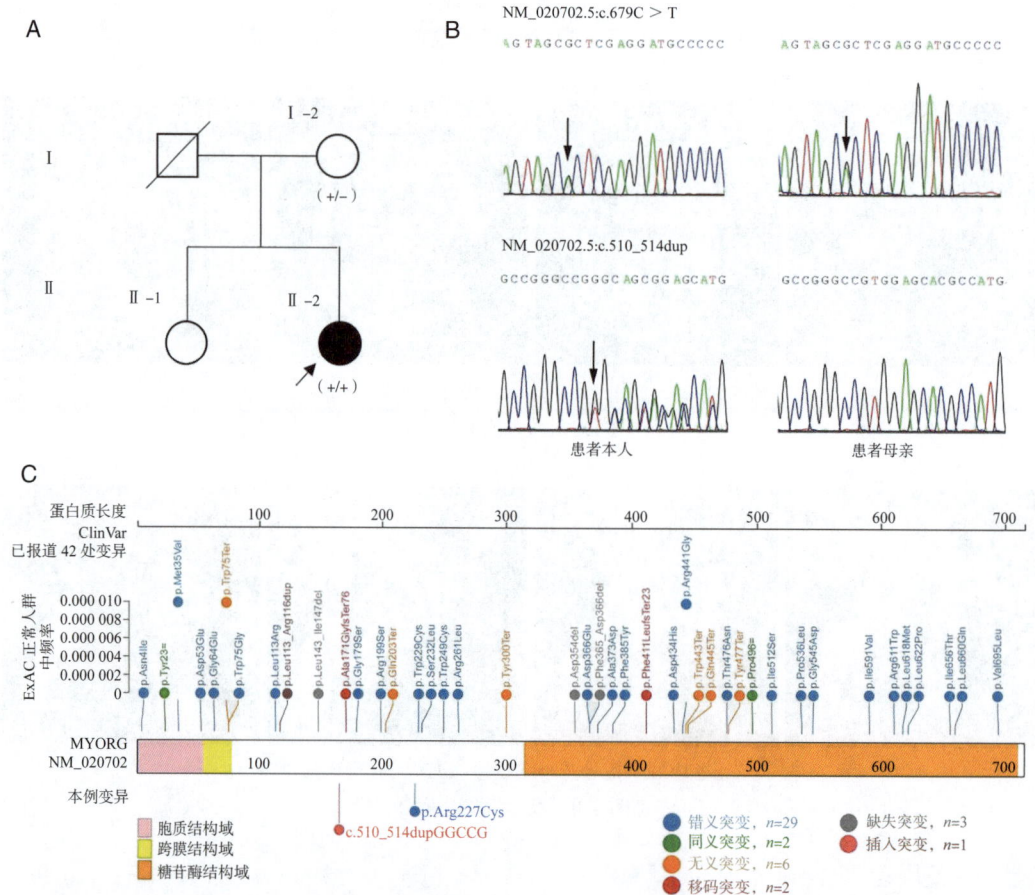

A. 家系图；B. Sanger 验证结果；C. ClinVar 报道的 MYORG 变异位点分布（上）及本例报道的突变位点（下）。

图1.4　基因检测结果及已报道位点汇总

---

① 编者注：本书涉及的美国医学遗传学与基因组学学会评级标准见附录。

5. 诊断

（1）定位诊断：构音不清、双侧轮替运动欠灵活，定位于双侧小脑半球；下颌反射（＋），右侧掌颏反射（＋），定位于双侧皮质脑干束；四肢腱反射活跃，双侧 Hoffmann 征、Rossolimo 征和 Chaddock 征（＋），定位于双侧皮质脊髓束；情绪烦躁低落，定位于额叶前部及其联系纤维。

（2）定性诊断：①特发性基底节钙化又称 Fahr 病，是自发性基底节及其他区域钙化所致神经、精神和认知障碍的一种临床中枢神经系统疾病，本例患者以小脑损害为表现，伴有精神症状，查体还有双侧皮质脑干束及皮质脊髓束的损害，头颅 CT 示颅内广泛对称性钙化，故高度提示此病，需进一步行基因检测；②甲状旁腺疾病，可致患者钙磷代谢异常，引起中枢神经系统钙化，需进一步行甲状旁腺检查及血尿钙磷检测；③线粒体脑肌病，部分线粒体脑肌病可有颅内钙化，但极少累及齿状核，主要集中在纹状体和苍白球，进一步行乳酸运动试验以排除。

（3）基因型 - 表型匹配诊断如下。

临床角度（表 1.1）：据报道，*MYORG* 基因突变的特征表现是脑实质内尤其是基底节、丘脑和小脑白质出现多发、普遍对称的钙化灶，且在临床上主要表现为进行性运动障碍、认知障碍和精神症状，也可表现为小脑功能障碍及言语困难。上述特征与此患者的核心表型高度匹配。鉴别甲状旁腺功能减退可使钙磷代谢障碍，导致甲状旁腺功能减退的病因包括手术、先天性疾病、自身免疫性疾病，钙磷代谢障碍也可能是严重低镁血症、肝豆状核变性（Wilson's 病）、含铁血黄素沉积症、肿瘤或放射治疗等所致。本例患者无甲状旁腺功能异常、感染、肿瘤、中毒等相关病史及临床证据，故排除。

遗传学角度：根据 ACMG 指南，本例患者的复合杂合突变一个位点为 LP，另一个位点为 VUS。

功能学角度：目前研究人员对 *MYORG* 基因在健康组织中的功能知之甚少，至今还未发现 MYORG 糖苷酶的底物。MYORG 蛋白主要定位于内质网，而基于蛋白结构的研究，其 N 端的 56 个氨基酸面向内质网管腔，第 57～80 位氨基酸属于跨膜结构域，接着是一个功能尚不明确的区域（第 81～300 位氨基酸），最后是 C 端的糖苷水解酶结构域，可能是 *MYORG* 发挥作用的主要功能域。研究表明，在 *MYORG* 纯合敲除的小鼠中，9 个月时首次观察到小鼠的脑钙化，且沉积物的主要成分为磷酸钙，这与人类 PFBC 类似，表明 *MYORG* 在 PFBC 中发挥重要作用。本例患者存在一个均未被报道过的 *MYORG* 的复合杂合突变，其中 c.679C＞T（p.Arg227Cys）突变位于功能未知的蛋白结构域，而前期文献报道了与之位置相近的 c.687G＞T（p.W229C）及 c.695C＞T（p.S232L）致病突变，表明本例突变也可能具有致病性，但需要功能学实验验证；另外，本例患者存在的另一突变 c.510_514dupGGCCG（p.Val172GlyfsTer22）为移码突变，该突变的第 172 位缬氨酸突变为甘氨酸后，继续编码 20 个氨基酸，随后发生了终止。经蛋白结构分析，其 C 端的糖苷酶区域全部发生丢失，即丧失了其糖苷水解酶的活性，致病的可能性大。

表 1.1　基因 – 表型匹配度分析

在线人类孟德尔遗传数据库（OMIM）	患者症状	匹配度（12/25）
遗传方式		
—常染色体隐性遗传	常染色体隐性遗传	☑
头部和颈部		
眼睛		
—低测量性扫视		
腹部		
—胃肠道		
神经学		
中枢神经系统		
—构音障碍	构音障碍	☑
—共济失调		
—异常运动		
—肌张力障碍		
—舞蹈病		
—帕金森病	帕金森样表现	☑
—动作缓慢	运动迟缓	☑
—锥体束征		
—小脑体征		
—辨距不良		
—反射亢进	四肢腱反射活跃	☑
—偏头痛	头颅 MRI 提示小脑萎缩	☑
—认知能力下降		

续表

在线人类孟德尔遗传数据库（OMIM）	患者症状	匹配度（12/25）
—记忆力丧失		
—脑成像显示基底神经节的钙化	头颅 CT 示脑钙化	☑
—钙化可能发生在大脑的其他地方，包括丘脑、脑干、皮层和小脑	头颅 CT 示双侧半卵圆中心、侧脑室旁、基底节、丘脑、中脑及小脑齿状核对称性钙化灶	☑
周围神经系统		
—神经性疼痛（1 名患者）		
行为精神表现	抑郁焦虑	☑
—情绪不稳定（一些患者）		
—精神病（1 名患者）		
其他		
—成人发病（范围为 20～50 岁）	发病年龄：40 岁	☑
—进行性障碍	疾病进行性进展	☑
分子基础		
—由肌生成调节糖苷酶基因的突变引起（*MYORG*，618255.0001）	NM_020702.5:c.510_514dupGGCCG（p.Val172GlyfsTer22）NM_020702.3:c.679C>T（p.Arg227Cys）	☑

综上所述，该患者诊断为常染色体隐性遗传（autosome recessive，AR）PFBC。

6. 治疗

本病目前没有特效治疗，以对症治疗为主。

【专家点评】

1. 常染色体隐性遗传原发性家族性脑钙化概述

PFBC 是一种罕见的遗传性疾病，其特征是基底神经节和大脑其他区域如丘脑、小脑和皮层下白质的钙沉积。临床上，PFBC 与广泛的神经和精神病学特征相关，可在任意年龄（3～81 岁）发病。患者可出现帕金森样症状、震颤、肌张力障碍、共济失调、吞咽困难、癫痫、慢性头痛、认知障碍和精神症状等。

2018 年，常染色体隐性遗传的 PFBC 致病基因——*MYORG* 基因（纯合或复合杂合突变）在 6 个不相关的中国家庭中被发现。本病例是 1 例以言语不清、饮水呛咳、抑郁焦虑为主要表现的 *MYORG* 基因复合杂合变异导致的 PFBC（IBGC7）。

2. 本例患者临床特征

本例患者以"言语不清"起病，病程呈慢性进展性，后期出现抑郁、焦虑等精神症状及帕金森样症状（运动迟缓）。影像学检查显示脑内多发对称性钙化灶，随后完善相关检查，提示本例患者无钙磷异常，无血乳酸检测异常，无自身免疫性疾病的多系统受累炎症性疾病表现及病程，故不支持甲状旁腺疾病及线粒体肌病等代谢性疾病。基因全外显子检测发现 *MYORG* 基因复合杂合变异，经基因分析及文献查阅，笔者及所在团队认为这是导致 PFBC 疾病的原因。值得一提的是，本例患者的显著特征"构音障碍"已经被报道为中东 *MYORG* 纯合子患者最早出现的症状，在中国患者中也很常见。与之相对应的"构音障碍"在与 *SLC20A2*、*XPR1*、*PDGFB* 和 *PDGFRB* 突变相关的常染色体显性遗传的 PFBC 中并不常见，而这 4 个显性基因已经与特定的神经功能相关联，因此 *MYORG* 致病变异可能与构音障碍具有较强的相关性。当遇见以"构音障碍"起病的患者时，应该考虑到此疾病。此外，本例患者头颅 MRI 显示胼胝体变薄，可能作为 *MYORG* 变异的新表型。

3. *MYORG* 基因的结构及功能

MYORG 基因定位于 9 号染色体，在骨骼肌、结肠、小肠、肝脏，以及包括小脑和基底神经节（纹状体和黑质）的大脑所有区域均有表达。人脑的 RNAseq 研究表明 *MYORG* 几乎只在星形胶质细胞中表达。

MYORG 蛋白主要定位于内质网。基于蛋白结构的研究，其 N 端的 56 个氨基酸面向内质网管腔，第 57～80 位氨基酸属于跨膜结构域，接着是一个功能尚不明确的区域（第 81～300 位氨基酸），最后是 C 端的糖苷水解酶结构域，这可能是 *MYORG* 发挥作用的主要功能域。目前对 *MYORG* 基因在健康组织中的功能的研究较少，至今还未发现 MYORG 糖苷酶的底物。研究表明，在 *MYORG* 纯合敲除的小鼠中，9 个月时首次观察到小鼠的脑钙化，且沉积物的主要成分为磷酸钙，这与人类 PFBC 类似，表明 *MYORG* 在 PFBC 中发挥重要作用。系统发育图谱是一种比较基因组学方法，它根据基因与生命树中其他基因的共同进化来预测基因功能。针对 MYORG 的协同进化分析发现，MYORG 与 α-Klotho（KL）共同进化。KL 是一种参与离子调节的蛋白，在星形胶质细胞中也有活性。与 MYORG 类似的是，KL 同样能够调节 Erk 和 Akt 磷酸化。在肾脏中，KL 通过调节离子转运体的定位和激活来调节 Ca^{2+} 和磷酸盐的血清水平，且 KL 同样具有糖苷水解酶的活性。然而 KL 与脑钙化相关的研究较为缺乏。基于以上相似性，提示

MYORG 可能通过其糖苷酶活性调节离子通道的活性。

4. 临床价值

研究表明，部分 *MYORG* 杂合突变也会存在脑内钙化灶，但不显著，且没有临床症状。但这缺乏随访数据，不排除 *MYORG* 杂合突变可以一种不完全外显的半显性性状传播。目前本病尚无特效治疗与预防的方法，主要是根据不同患者的不同临床表现进行相应的对症治疗，因此探究此基因的功能及相关通路对于该疾病的治疗极为重要。本报告揭示了 1 例 *MYORG* 复合杂合变异导致的常染色体隐性 IBGC7，其突变位点均未在国际上报道过，且胼胝体变薄的表现未在文献中报道过。因此本报道扩增了 *MYORG* 基因变异谱及表型谱，加深了临床医师对疾病的认识，从而提高了临床诊断率，同时为建立 IBGC7 疾病的实验模型提供了新思路。

【参考文献】

[1] NICOLAS G，POTTIER C，CHARBONNIER C，et al. Phenotypic spectrum of probable and genetically-confirmed idiopathic basal ganglia calcification[J]. Brain，2013，136（Pt 11）：3395-3407.

[2] CHEN W J，YAO X P，ZHANG Q J，et al. Novel SLC20A2 mutations identified in southern Chinese patients with idiopathic basal ganglia calcification[J]. Gene，2013，529（1）：159-162.

[3] YAO X P，CHENG X，WANG C，et al. Biallelic mutations in MYORG cause autosomal recessive primary familial brain calcification[J]. Neuron，2018，98（6）：1116-1123 e5.

[4] SCHOTTLAENDER L V，ABETI R，JAUNMUKTANE Z，et al. Bi-allelic JAM2 variants lead to early-onset recessive primary familial brain calcification[J]. Am J Hum Genet，2020，106（3）：412-421.

[5] DATTA K，GUAN T，GERACE L. NET37，a nuclear envelope transmembrane protein with glycosidase homology，is involved in myoblast differentiation[J]. J Biol Chem，2009，284（43）：29666-29676.

[6] CHEN Y，FU F，CHEN S，et al. Evaluation of MYORG mutations as a novel cause of primary familial brain calcification[J]. Mov Disord，2019，34（2）：291-297.

[7] TADIC V，WESTENBERGER A，DOMINGO A，et al. Primary familial brain calcification with known gene mutations：a systematic review and challenges of phenotypic

characterization[J]. JAMA Neurol，2015，72（4）：460–467.

[8] FOROUHIDEH Y，MÜLLER K，RUF W，et al. A biallelic mutation links MYORG to autosomal–recessive primary familial brain calcification[J]. Brain，2019，142（2）：e4.

[9] ARKADIR D，LOSSOS A，RAHAT D，et al. MYORG is associated with recessive primary familial brain calcification[J]. Ann Clin Transl Neurol，2019，6（1）：106–113.

[10] PENG Y，WANG P，CHEN Z，et al. A novel mutation in MYORG causes primary familial brain calcification with central neuropathic pain[J]. Clin Genet，2019，95（3）：433–435.

[11] BATLA A，TAI X Y，SCHDTTLAENDER L，et al. Deconstructing Fahr's disease/syndrome of brain calcification in the era of new genes[J]. Parkinsonism Relat Disord，2017，37：1–10.

[12] RAMOS E M，ROCA A，CHUMCHIM N，et al. Primary familial brain calcification caused by a novel homozygous MYORG mutation in a consanguineous Italian family[J]. Neurogenetics，2019，20（2）：99–102.

[13] CARITHERS L J，ARDLIE K，BARCUS M，et al. A novel approach to high–quality postmortem tissue procurement：the GTEx project[J]. Biopreserv Biobank，2015，13（5）：311–319.

[14] HAWRYLYCZ M J，LEIN E S，GUILLOZET–BONGAARTS A L，et al. An anatomically comprehensive atlas of the adult human brain transcriptome[J]. Nature，2012，489（7416）：391–399.

[15] ZARB Y，FRANZOSO F D，KELLER A. Pericytes in primary familial brain calcification[J]. Adv Exp Med Biol，2019，1147：247–264.

[16] TABACH Y，BILLI A C，HAYES G D，et al. Identification of small RNA pathway genes using patterns of phylogenetic conservation and divergence[J]. Nature，2013，493（7434）：694–698.

[17] TABACH Y，GOLAN T，HERNÁNDEZ–HERNÁNDEZ A，et al. Human disease locus discovery and mapping to molecular pathways through phylogenetic profiling[J]. Mol Syst Biol，2013，9：692.

[18] SADREYEV I R，JI F，COHEN E，et al. PhyloGene server for identification and visualization of co–evolving proteins using normalized phylogenetic profiles[J]. Nucleic Acids

Res，2015，43（W1）：W154-159.

[19] SHERILL-ROFE D，RAHAT D，FINDLAY S，et al. Mapping global and local coevolution across 600 species to identify novel homologous recombination repair genes[J]. Genome Res，2019，29（3）：439-448.

[20] MAZUCANTI C H，KAWAMOTO E M，MATTSON M P，et al. Activity-dependent neuronal Klotho enhances astrocytic aerobic glycolysis[J]. J Cereb Blood Flow Metab，2019，39（8）：1544-1556.

[21] AKASAKA-MANYA K，MANYA H，ENDO T. Function and change with aging of alpha-Klotho in the Kidney[J]. Vitam Horm，2016，101：239-256.

[22] CHEN Y，CEN Z，CHEN X，et al. MYORG mutation heterozygosity is associated with brain calcification[J]. Mov Disord，2020，35（4）：679-686.

PANK2 基因复合杂合突变导致常染色体隐性泛酸激酶相关神经变性

【概述】

泛酸激酶相关神经变性（pantothenate kinase-association neurodegeneration，PKAN）是一种常染色体隐性遗传性疾病，估计全球发病率在（1～3）/1 000 000，是神经退行性变伴脑铁沉积症（neurodegeneration with brain iron accumulation，NBIA）中最常见的一种，约占 50%。由 Hallervorden 和 Spatz 于 1922 年首次描述，因此也曾被称为 Hallervorden-Spatz 病（Hallervorden-Spatz disease，HSD）。PKAN 的临床特征为逐步进展的肌张力不全，部分患者伴随视网膜色素变性、智力倒退、精神行为异常等症状。*PANK2* 基因为 PKAN 的致病基因，该基因编码泛酸激酶 2。此酶是维生素 B 合成辅酶 A 过程中的第 1 个关键酶，在体内发挥重要的生物学作用。笔者及所在团队本次报道 1 例以肌张力障碍、步态异常及不自主运动为主要表现，且头颅 MRI 提示典型"虎眼征"，由 *PANK2* 基因复合杂合变异导致的 PKAN。本例患者的特殊点是肌张力障碍 7 年，仍无明显的认知障碍、精神行为异常及言语障碍，不同于既往报道的大多数患者，因此进一步丰富了 *PANK2* 基因变异的临床表型数据。

【病历摘要】

患者，男，33 岁，主要临床表现为颈部向右侧偏斜、行走姿势异常及右侧肢体无力伴不自主运动。口服巴氯芬及硫必利，症状有所缓解。既往原发性高血压 10 年、病毒性心肌炎 4 年，否认家族遗传病史及类似疾病史。主要阳性体征：斜颈（头转向右侧），四肢肌张力增高，四肢腱反射活跃，双划征（+）。头颅 MRI 提示双侧基底节异常信号，考虑顺磁性物质沉积。

【临床资料】

1. 病史

（1）现病史：患者，男，33 岁，7 年前家属发现患者颈部向右侧偏斜，骑车时明显，未诊治。2 年前患者出现行走姿势异常，右手及右脚抬举费力，伴右侧肢体不自主运动，可自控，症状进行性加重，但不影响日常生活。入院前 11 天查头颅 MRI 示脑内少许缺血灶，双侧基底节异常信号，考虑顺磁性物质沉积。口服巴氯芬及硫必利，症状有所缓解。

（2）既往史：20 年前有一氧化碳中毒。原发性高血压 10 年，病毒性心肌炎 4 年，尚有扩张型心肌病、心力衰竭、冠心病病史。

（3）出生史及生长发育史：出生时难产，有新生儿缺氧、癫痫病史，3 岁后无癫痫发作。

（4）家族史：父母否认近亲结婚。家族中无类似患者。

2. 体格检查

神志清楚，言语流利，双侧瞳孔等大等圆，直径为 3.0 mm，光反应灵敏，各向眼动充分，鼻唇沟对称，不自主斜颈（头向右侧），伸舌居中，余颅神经查体未见异常。右上肢可见阵发性不自主运动，四肢肌张力增高，四肢腱反射活跃。深浅感觉未见明显异常。双侧指鼻试验可，双下肢跟 – 膝 – 胫试验正常。双侧 Babinski 征未引出，双划征（+）。闭目难立征（–），一字步正常。双侧掌颌反射、Hoffmann 征（–）。颈软，脑膜刺激征（–）。

3. 辅助检查

头颅 MRI 提示脑内少许缺血灶，双侧基底节异常信号，考虑顺磁性物质沉积（图 2.1）。

4. 基因检测分析

结果提示 PANK2 基因存在可能复合杂合突变：3 号外显子（共 7 个外显子）1 处错义突变［NM_153638.2：c.1133A＞G（p.Asp378Gly）］；5 号外显子存在错义突变［NM_153638.2：c.1502T＞A（p.Ile501Asn）］。

变异位点分析如下（图 2.2）。

（1）基因 – 疾病关系证据（PANK2）：肯定。

（2）ACMG 评级。NM_153638.2：c.1133A＞G（p.Asp378Gly），LP，PS4+PM2_Supporting+PP3（已报道）；NM_153638.2：c.1502T＞A（p.Ile501Asn），LP，PS2_Moderate+PM5+PM3+PM2_Supporting+PP3（已报道）。

（3）Sanger 测序验证证实患者携带的突变为复合杂合突变，其中 3 号外显子突变来自母亲，5 号外显子突变来自父亲。

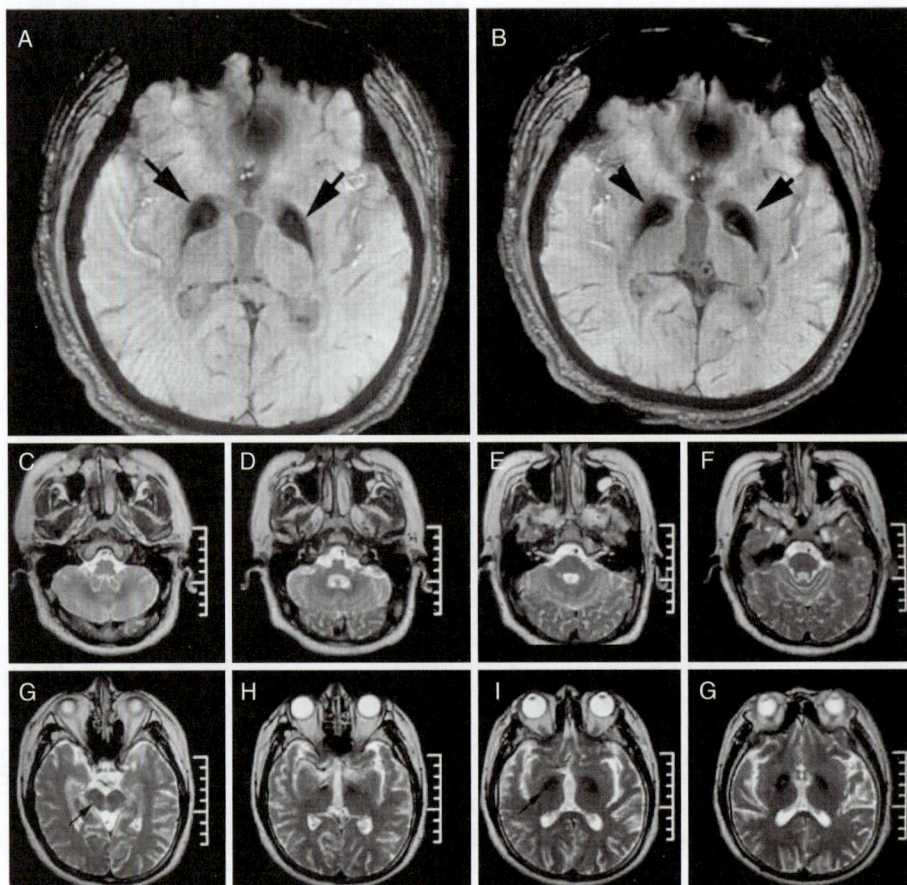

箭头指向基底节及黑质部位的呈低信号的铁沉积区域。

图 2.1 头颅 MRI 检查

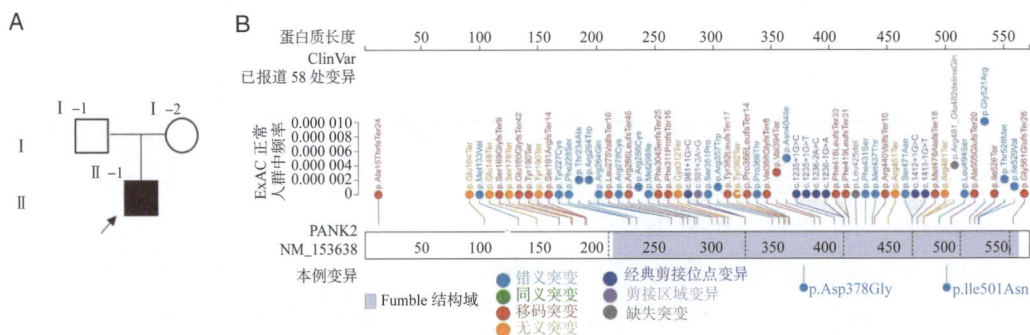

A. 家系图；B. ClinVar 报道的 *PANK2* 变异位点分布（上）及本例报道的突变位点（下）。

图 2.2 基因检测结果及已报道位点汇总

5. 诊断

（1）定位诊断：患者向右斜颈（左侧胸锁乳突肌肌张力高），右上肢不自主运动，定位于双侧锥体外系；四肢肌张力高，腱反射活跃，定位于双侧皮质脊髓束；综合定位于双侧锥体外系及皮质脊髓束。

（2）定性诊断：患者青年男性，隐匿起病。主要表现为肌张力障碍，病程较长，查体以锥体外系受累为主要表现。①常染色体隐性遗传 PKAN，患者 26 岁起病，主要表现为肌张力障碍，进展缓慢，头颅 MRI 提示双侧基底节异常信号，即比较特殊的"虎眼征"，考虑铁沉积可能，携带 *PANK2* 的患者多有"虎眼征"，故考虑本病。②早发性帕金森病，包括青年型帕金森病和 *PLA2G6* 相关肌张力障碍帕金森病，最初可能与非典型 PKAN 相似，发病年龄在 20～40 岁，伴有下肢肌张力障碍，运动迟缓和静止性震颤也是常见的特征，这与本例患者有相似之处，鉴别需完善基因检测，关注相关基因。③ PFBC，常见的特征包括帕金森病、构音障碍、肌张力障碍和痉挛；受影响的个体在基底神经节有异常的钙沉积，包括苍白球的沉积，随着时间的推移，钙沉积在基底神经节和大脑皮层，有助于将其与 PKAN 区分开来；据报道，*PDGFB*、*PDGFRB* 和 *SLC20A2* 的致病性变异可导致 PFBC。

（3）基因型 – 表型匹配诊断如下。

临床角度：*PANK2* 基因是 PKAN 的唯一致病基因，可导致进行性的肌张力障碍，临床症状与本例患者的核心表型高度匹配（表 2.1）。

遗传学角度：PANK2 基因在本例中为复合杂合突变，均为错义突变，其中一个来源于母亲，预测有害，另一个来源于父亲，预测高度有害，且两个突变均已在国际上报道。

功能学角度：人源性 PKAN 神经元显示线粒体呼吸和电生理特性严重损害，脂质过氧化和氧化状态，线粒体铁依赖性生物合成途径和胞质铁稳态的改变；小鼠敲除模型提示线粒体缺陷，包括线粒体膜电位降低、线粒体肿胀、嵴改变和膜破裂；果蝇模型研究同样发现线粒体功能障碍，而且出现了运动功能障碍及寿命缩短的表型。

综上所述，该病诊断为常染色体隐性遗传 PKAN。

表 2.1　基因 – 表型匹配分析

在线人类孟德尔遗传数据库（OMIM）	患者症状	匹配度（8/52）
遗传方式		
—常染色体隐性遗传	常染色体隐性遗传	☑
头部和颈部		

续表

在线人类孟德尔遗传数据库（OMIM）	患者症状	匹配度（8/52）
面部		
—扮鬼脸		
眼睛		
—色素性视网膜病变（在经典疾病中更常见）		
—视网膜退化		
—视神经萎缩		
—眼睑痉挛		
—睁眼失用		
腹部		
胃肠道		
—喂养困难		
—吞咽困难		
生殖器		
膀胱		
—尿失禁		
骨骼		
足		
—足部畸形		
皮肤指甲和头发		
皮肤		
—皮肤色素沉着		
肌肉，软组织		
—肌肉质量减少		
—肌肉活检中看到的肌病变化		
神经学		
中枢神经系统		

续表

在线人类孟德尔遗传数据库（OMIM）	患者症状	匹配度（8/52）
—精神运动延迟		
锥体外综合征		
—非自主运动		
—步态异常		
—用脚趾走路		
—皮质脊束征（1 份报告中 87% 的患者）	锥体束征	☑
—共济失调		
—舞蹈症		
—肌张力障碍	肌张力高	☑
—动作抽动		
—书写困难		
—僵硬	强直	☑
—帕金森病		
—口面运动障碍		
—运动不能		
—痉挛	僵直状态	☑
—僵直		
—震颤		
—构音障碍		
—言语不能		
—认知下降		
—痴呆，进行性		
—广泛大脑萎缩		
—大脑中神经轴突退化		
—中枢神经系统的轴突肿胀或增厚		
—中枢神经系统中的轴突球状包涵体		

续表

在线人类孟德尔遗传数据库（OMIM）	患者症状	匹配度（8/52）
—苍白球、尾状核和黑质中的铁沉积物		
—MRI 显示苍白球信号减弱，中心呈高信号（"虎眼征"）	MRI 显示"虎眼征"	☑
行为精神表现		
—精神异常（在非典型疾病和进展缓慢的患者中更常见）		
—强迫症特征		
—抑郁症		
—多动症		
—行为问题		
声音		
—发声困难		
血液学		
—癌细胞增多症（在一些患者中）		
其他		
临床分为经典型、非典型和中间表型		
—经典型：第一个十年开始，快速发展，在 15 年内失去独立行走		
—非典型：在第二个十年开始，进展缓慢，40 年后保持独立行走	20 多岁发病，进展缓慢	☑
—中间表型：在第一个十年开始，进展缓慢，或在第二个十年开始，进展迅速		
分子基础		
—由泛酸激酶 2 基因突变引起（*PANK2*，607157.0001）	NM_153638.2:c.1502T>A（p.Ile501Asn）NM_153638.2:c.1133A>G（p.Asp378Gly）	☑

6. 治疗

对症治疗主要针对肌张力障碍，包括：①肌内注射肉毒杆菌毒素；②口服药物治疗，PKAN 最常使用且有效的一线药物如巴氯芬、苯海索和氯硝西泮，二线药物包括可乐定、加巴喷丁、丁苯那嗪和普瑞巴林；③鞘内和脑室内注射巴氯芬；④深部脑刺激；⑤物理和职业治疗，特别是对于那些症状轻微的患者可应用；⑥根据需要使用适应性辅助工具（因步态异常而使用助行器或轮椅等）；⑦治疗 PKAN 相关构音障碍、言语延迟的言语治疗和（或）辅助通信设备；⑧其他对症治疗，包括眼科治疗和干预视网膜病变。

【专家点评】

1. NBIA 的遗传异质性

NBIA 是一组遗传异质性疾病，与运动、视力和认知的进行性损害有关。该疾病最初是根据头颅 MRI 发现基底神经节中异常铁沉积进行诊断，铁沉积主要发生在苍白球和黑质。NBIA 的临床特征为逐步进展的锥体外系症状，包括肌张力障碍、构音障碍、痉挛和帕金森综合征。然而，除这些神经系统表现外，NBIA 患者还可见其他系统异常，如视网膜变性和视神经萎缩。目前为止，已经建立了 10 种不同遗传基础类型的 NBIA（括号内为致病基因）：铜蓝蛋白血症（*CP*）、β- 螺旋桨蛋白相关的神经变性（*WDR45*）、COASY 蛋白相关的神经变性（*COASY*）、脂肪酸羟化酶相关的神经变性（*FA2H*）、Kufor–Rakeb 综合征（*ATP13A2*）、线粒体膜蛋白相关的神经变性（*C19orf12*）、神经铁蛋白病（*FTL*）、PLA2G6 相关的神经变性（*PLA2G6*）、PKAN（*PANK2*）和 Woodhouse–Sakati 综合征（*DCAF17*）（图 2.3）。PKAN 是一种常染色体隐性遗传性疾病，是 NBIA 中最常见的一种，明确的致病基因为 *PANK2* 基因，后更名为 *PKAN*。该基因编码泛酸激酶 2，此酶是维生素 B 合成 CoA 过程中的第 1 个关键酶。迄今为止，在全世界的 PKAN 病例中已经报道了 *PANK2* 近 200 个突变，大多数 *PANK2* 突变是错义突变，也有重复、缺失、剪接位点突变和外显子缺失的报道（表 2.2）。大多数 PKAN 患者在两个等位基因中均携带突变（多为复合杂合突变）（表 2.3），有学者提出了用功能丧失的机制来解释病理。PKAN 临床特征为逐步进展的肌张力不全，部分患者伴随视网膜色素变性、智力倒退、精神行为异常等，主要有经典型和非经典型。经典型一般在 10 岁之前起病，主要表现为锥体外系症状，锥体束可受累，视网膜病变常见，疾病进展迅速，通常在 20 ～ 30 岁死亡。非经典型大多在 20 ～ 30 岁起病，主要症状为言语障碍、精神行为异常，病程后期可有锥体外系症状和锥体束受累，视网膜色素变性较少见，病程进展相对较慢。头颅 MRI 的特征表现为"虎眼征"，即在 T_2 加权像表现为苍白球区中央高信号及周围环绕的低信号。

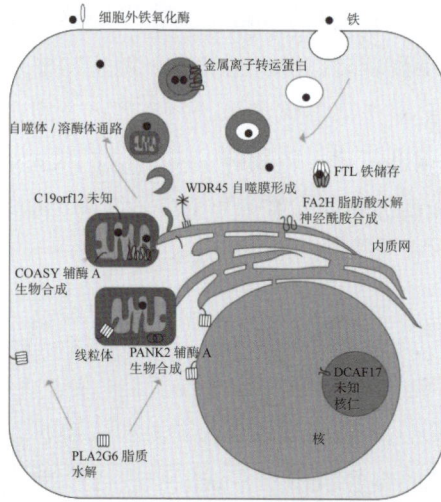

图 2.3 文献中描述的 NBIA 相关基因在细胞内的定位

［资料来源：ARBER C E，LI A，HOULDEN H，et al. Insights into molecular mechanisms of disease in neurodegeneration with brain iron accumulation：unifying theories[J]. Neuropathology and applied neurobiology，2016，42（3）：220–241.］

表 2.2 文献报道（2017 年）的 20 例泛素激酶相关的神经变性患儿的基因型特征

病例	核苷酸改变	氨基酸改变	新突变	来源	致病性预测		
					PolyPhen2[*]	SIF[M]	MutationTaster[a]
1	c.108+3A > G	—	否	父	—	—	—
	c.108+3A > G	—	否	母	—	—	—
2	c.445G > T	p.Glu149X	否	母	—	—	—
	c.1270C > T	p.Leu424Phte	是	父	很可能有害（1.000）	影响蛋白功能	致病（0.999）
3	c.397A > G	p.Met133Val	是	父	无害（0.009）	影响蛋白功能	多态性（0.997）
	c.397A > G	p.Met133val	是	—	无害（0.009）	影响蛋白功能	多态性（0.997）
4	c.383G > A	p.Arg128Gln	是	母	可能有害（0.913）	影响蛋白功能	多态性（0.855）
	—	—	—	—	—	—	—
5	c.721G > A	p.Glu241Lys	是	—	很可能有害（0.992）	影响蛋白功能	致病（0.999）
	c.721G > A	p.Glu241Lys	是	—	很可能有害（0.992）	影响蛋白功能	致病（0.999）
6	c.1469C > T	p.Ala490Val	是	母	很可能有害（0.999）	影响蛋白功能	致病（0.999）
	c.1502T > C	p.Ile501Asn	否	父	—	—	—
7	c.970G > T	p.Asp324Tyr	是	父	—	—	致病（0.999）
	c.1502T > C	p.Ile501Asn	否	母	—	—	—

续表

病例	核苷酸改变	氨基酸改变	新突变	来源	致病性预测		
					PolyPhen2[*]	SIF[M]	MutationTaster[a]
8	c.1319G > C	p.Arg440Pro	否	母	—	—	—
	c.1630G > T	p.Gly544Trp	是	父	很可能有害（1.000）	影响蛋白功能	致病（0.999）
9	c.1502T > C	p.Ile501Asn	否	父	—	—	—
	c.1502T > C	p.Ile501Asn	否	母	—	—	—
10	c.941C > C	p.Thr314Ser	是	—	很可能有害（0.999）	影响蛋白功能	致病（0.999）
	c.604G > A	p.Glu202Lys	是	—	无害（0.336）	影响蛋白功能	多态性（0.665）
11	c.475DelC	p.R159fsX94	是	父	—	—	—
	c.475DelC	p.R159fsX94	是	母	—	—	—
12	c.1325A > G	p.Asp442Gly	否	母	—	—	—
	c.1325A > G	p.Asp442Gly	否	母	—	—	—
13	c.856C > T	p.Arg286Cys	否	母	—	—	—
	c.644G > A	p.Gly215Glu	是	父	很可能有害（1.000）	影响蛋白功能	致病（0.999）
14	c.784G > A	p.Gly215Glu	是	父	很可能有害（1.000）	影响蛋白功能	致病（0.999）
	c.1572G > C	p.Gly262Ser	是	母	很可能有害（0.995）	影响蛋白功能	致病（0.999）
15	c.1021T > G	p.Cys341Gly	是	母	很可能有害（0.997）	影响蛋白功能	致病（0.999）
	c.1355A > G	p.Asp452Gly	否	父	—	—	—
16	c.790C > T	p.Arg264Trp	否	父	—	—	—
	—	—	—	—	—	—	—
17	c.1555T > C	p.Phe519Leu	是	母	很可能有害（1.000）	影响蛋白功能	致病（0.999）
	c.1469C > G	p.Ala490Gly	是	父	很可能有害（1.000）	影响蛋白功能	致病（0.999）
18	c.1555T > C	p.Phe519Leu	是	父	很可能有害（1.000）	影响蛋白功能	致病（0.999）
	c.1555T > C	p.Phe519Leu	是	母	很可能有害（1.000）	影响蛋白功能	致病（0.999）
19	c.1021T > G	p.Cys341Cly	是	母	很可能有害（0.977）	影响蛋白功能	致病（0.999）
	c.1687C > G	p.Leu563Val	是	父	很可能有害（0.977）	影响蛋白功能	致病（0.999）
20	c.1502T > A	p.Ile501Asn	否	—	—	—	—
	Ex.2–4deJ	—	否	—	—	—	—

注：黄色标记的为本例患者所携带的突变位点。

资料来源：ZHOU J，HE J，KOU L P，et al. Phenotypic and genotypic features of twenty children with classic pantothenate kinase–associated neurodegeneration[J]. Chinese journal of pediatrics，2017，55（9）：678–682.

表 2.3 文献报道（2019 年）的中国人 *PANK2* 突变位点特征

病例编号	年龄	性别	发病年龄	临床分类	变异 1 核苷酸改变	变异 2 核苷酸改变	变异 1 所在外显子	变异 2 所在外显子	变异 1 氨基酸改变	变异 2 氨基酸改变	变异 1 变异类型	变异 2 变异类型
1*	23	M	11	Atypical	c.1696C > G	c.1161insG	7	3	p.L566V	p.L387Lfs*9	Nonsense	Frameshift
2[4]	20	F	12	Atypical	c.863C > T	c.863C > T	2	2	p.P288L	p.p288L	Nonsense	Nonsense
3[5]	—	M	17	Atypical	c.803A > G	c.1172T > A	3	5	P.D268G	p.139N	Nonsense	Nonsense
4[6]	34	F	20	Atypical	c.115G > T	c.803A > G	1	3	p.E39X	p.D268G	Nonsense	Nonsense
5[7]	6	M	1.5	Typical	c.650A > G	c.13411T > G	2	4	p.D217G	p.D447E	Nonsense	Nonsense
6+[8]	48	M	46	Atypical	c.1133A > G	c.1355A > G	3	4	p.D378G	p.D452G	Nonsense	Nonsense
7*[8]	59	M	51	Atypical	c.1133A > G	C.1355A > G	3	4	p.D378G	p.D452G	Nonsense	Nonsense
8+[9]	41	F	15	Atypical	IVS1-2A > T	c.1130T > C	Intron 1	3	c.629_672dl	p.F377S	Splice	Nonsense
9+[9]	32	M	8	Typical	IVS1-2A > T	c.1130T > C	Intron 1	3	c.629_672dl	p.F377S	Splice	Nonsense
10[10]	Died	M	10	Typical	c.1391C > T	c.1391C > T	4	4	p.P464L	p.P464L	Nonsense	Nonsense
11[11]	36	M	11	Atypical	c.1408insT	—	3	—	p.T349X	—	Frame shift	—
12[12]	28	M	27	Atypical	c.445G > T	c.1133A > G	ND	3	p.E149X	p.D378G	Nonsense	Nonsense

注：黄色标记的为本例患者所携带的突变位点。

资料来源：ZHANG Y, ZHOU D, YANG T. Novel PANK2 mutation in a Chinese boy with PANK2-associated neurodegeneration: a case report and review of Chinese cases[J]. Medicine, 2019, 98 (4): e14122.

2. *PANK2* 基因的结构及功能

PANK2 基因编码属于泛酸激酶家族的蛋白质，并且是该家族中唯一在线粒体中表达的成员（其他家族成员包括 PANK1、PANK2、PANK3 和 PANK4，PANK4 可能不具有泛酸激酶的功能，PANK1 和 PANK3 在细胞质中具有活性，而 PANK2 则位于线粒体中并具有活性）。泛酸激酶是细菌和哺乳动物细胞中辅酶 A（coenzyme A，CoA）生物合成中的关键酶，它催化通向 CoA 的生物合成途径中的第一步。该基因的突变与 PKAN 有关（图 2.3）。

3. PKAN 的临床特征

尽管研究清楚地证明了 *PANK2* 基因缺陷小鼠的线粒体功能障碍，且可出现视网膜变性和不育等表现，但小鼠没有表现出人类的运动障碍和铁沉积。这一点尚无定论，有学者推测可能是小鼠的其他 *PANK* 基因补偿了 *PANK2* 功能的丧失。而果蝇模型研究证明泛酸激酶功能受损会导致线粒体功能障碍、CoA 水平降低和蛋白质氧化增加等。值得一提的是，实验中还出现了运动功能障碍及寿命缩短的表型（果蝇仅具有一种泛酸激酶同工酶）。

PKAN 根据发病年龄及病情进展速度可分为经典型（早发型）和非经典型（迟发型），二者的临床特点也有所区别。经典型 PKAN 的特征是儿童早期发作（年龄＜10 岁）的进行性肌张力障碍、构音障碍、强直和胆囊炎，伴或不伴色素性视网膜病变、视神经萎缩和棘皮细胞增多症，通常发展迅速，发病后 10～15 年出现独立行走困难，且会在早期死亡。非经典型 PKAN 的特点是通常发病较晚（年龄＞10 岁），异质性较大，锥体外系症状出现较晚且程度相对较轻，病情进展也较前者慢，大多数患者言语障碍及精神障碍症状突出。

4. 本例患者临床特征

本例患者为青年男性，26 岁发病，主要表现为肌张力障碍、步态异常及不自主运动，头颅 MRI 提示典型的"虎眼征"。但患者有 7 年病史，以肌张力障碍为首发症状，至今仍无明显的认知障碍、精神行为异常及言语障碍，不同于既往报道的大多数病例。本次通过二代基因检测及进一步的 Sanger 测序验证，最终明确诊断为 PKAN，进一步丰富了 *PANK2* 基因的临床表型数据。

【参考文献】

[1] HALLERVORDEN J，SPATZ H. Eigenartige erkrankung im extrapy–ramidalen system mit besonderer beteiligung des globus pallidus und der substantia nigra[J]. Zeitschrift

für die gesamte neurologie und psychiatrie，1922，79（1）：254–302.

[2] ZHANG Y，ZHOU D，YANG T. Novel PANK2 mutation in a Chinese boy with PANK2–associated neurodegeneration：a case report and review of Chinese cases[J]. Medicine，2019，98（4）：e14122.

[3] ZHOU J，HE J，KOU L P，et al. Phenotypic and genotypic features of twenty children with classic pantothenate kinase–associated neurodegeneration[J]. Chinese journal of pediatrics，2017，55（9）：678–682.

[4] BRUNETTI D，DUSI S，MORBIN M，et al. Pantothenate kinase–associated neurodegeneration：altered mitochondria membrane potential and defective respiration in Pank2 knock–out mouse model[J]. Human molecular genetics，2012，21（24）：5294–5305.

[5] BOSVELD F，RANA A，VAN DER WOUDEN P E，et al. De novo CoA biosynthesis is required to maintain DNA integrity during development of the Drosophila nervous system[J]. Human molecular genetics，2008，17（13）：2058–2069.

[6] ARBER C E，LI A，HOULDEN H，et al. Insights into molecular mechanisms of disease in neurodegeneration with brain iron accumulation：unifying theories[J]. Neuropathology and applied neurobiology，2016，42（3）：220–241.

[7] HAYFLICK S J，WESTAWAY S K，LEVINSON B，et al. Genetic，clinical，and radiographic delineation of Hallervorden‐Spatz syndrome[J]. New England journal of medicine，2003，348（1）：33–40.

病例 3

VPS13D 基因复合杂合突变致常染色体隐性遗传脊髓小脑性共济失调 4 型

【概述】

VPS13D 基因是目前唯一被报道与常染色体隐性遗传脊髓小脑性共济失调 4 型（autosomal recessive spinocerebellar ataxia–4，SCAR4）相关的基因，该病也被称为 VPS13D 运动障碍。在临床上主要表现为从出生到成年均可发病，婴儿期起病的发作性肌张力低下和发育迟缓，逐渐进展为严重的全身性肌张力障碍或痉挛性共济失调；儿童期起病的舞蹈病或肌张力障碍；成年早期起病的进行性痉挛性共济失调、肌张力障碍和肌阵挛。*VPS13D* 基因包含 70 个外显子并且横跨 280 kb，其编码一种广泛表达的蛋白质，该蛋白质参与线粒体的分裂和融合过程，在线粒体大小、自噬和清除中起重要作用。笔者及所在团队本次报道 1 例以阵发性的双手不自主震颤、头部不自主抖动及走路不稳为主要表现的 *VPS13D* 基因复合杂合突变的 SCAR4 患者。本病例的两个突变位点均为国际上未报道过的位点，进一步丰富了 *VPS13D* 基因突变谱。

【病历摘要】

患者，男，37 岁，因"阵发性肢体不自主抖动 29 年伴走路不稳 2 年余"就诊。主要表现为阵发性双手不自主震颤、头部不自主抖动、走路不稳。否认家族类似病史。查体主要为小脑性共济失调体征及锥体束征，辅助检查见脑萎缩、脑白质病变。

【临床资料】

1. 病史

（1）现病史：患者，男，37 岁，因"阵发性肢体不自主抖动 29 年伴走路不稳 2 年余"

25

就诊。患者 8 岁起病，主要表现为阵发性双手不自主震颤。近四五年逐渐出现阵发性头部不自主抖动，现发展为全身的不自主抖动。症状于持物或情绪紧张时易出现，情绪平稳、睡眠及饮酒后可缓解。发作时无意识丧失及肢体抽搐等。患者于 2 年前开始出现走路不稳，表现为前后摇晃，仍可自行行走。不伴眩晕、站立不稳。

（2）出生史及生长发育史：足月顺产，智能和大运动发育正常。

（3）家族史：否认家族中有类似病史。

2. 体格检查

神志清楚，构音欠清，双侧瞳孔等大等圆，对光反射灵敏。双眼水平方向眼震，余颅神经检查未见明显异常。四肢肌力 5 级，双下肢肌张力升高，膝反射（+++），双侧 Babinski 征（+）。双上肢指鼻试验欠稳准，轮替试验（-），双下肢跟 – 膝 – 胫试验欠稳准。深浅感觉查体未见异常，脑膜刺激征（-）。

3. 辅助检查

（1）血常规均未见异常。

（2）头颅 MRI 提示脑萎缩、脑白质病变（图 3.1）。

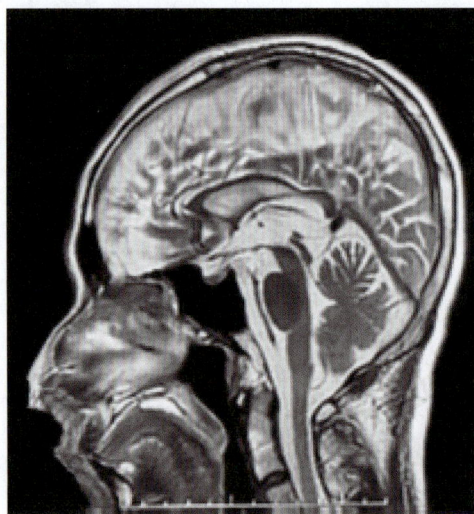

图 3.1　头颅 MRI 检查

4. 基因检测分析

单人全外显子测序分析结果提示，*VPS13D* 基因存在可能复合杂合突变：25 号外显子（共 70 个）一处移码突变［NM_015378.2：c.6094_6107delGTTCTCTTGATCCC（p.Val2032ArgfsTer7）］，48 号外显子一处错义突变［NM_015378.2：c.9734C＞A （p.Thr3245Asn）〕。

（1）基因 – 疾病证据（*VPS13D*）：未知。

（2）ACMG 评级：NM_015378.2：c.6094_6107delGTTCTCTTGATCCC（p.Val2032–ArgfsTer7），致病（pathogenic，PAT），PVS1+PM2_Supporting+PP3（未报道）；NM_015378.2：c.9734C＞A（p.Thr3245Asn）：VUS，PM3+PM2_Supporting+PP4，贝叶斯评分67.5%（未报道）。

（3）Sanger 测序验证证实患者携带的突变为复合杂合突变（图 3.2）。

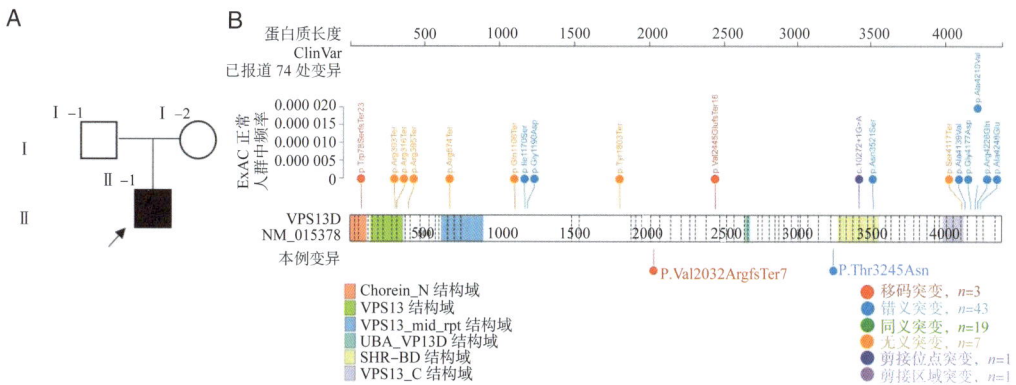

A. 家系图；B. ClinVar 报道的 *VPS13D* 变异位点分布（上）及本例报道的突变位点（下）。

图 3.2　基因检测结果及已报道位点汇总

5. 诊断

（1）定位诊断：双眼水平方向眼震定位在前庭及其联系纤维；构音不清、双侧指鼻、跟 – 膝 – 胫试验欠稳，定位于小脑及其联系纤维；双下肢腱反射亢进、肌张力高、Babinski 征（＋），定位于双侧皮质脊髓束。

（2）定性诊断：中青年男性，自幼出现双手不自主抖动，进行性加重，发展到全身抖动，2 年前出现步态不稳，头颅 MRI 可见小脑萎缩，常规检查未见神经系统多部位受累的继发因素，无明显阳性家族史，故考虑常染色体隐性遗传共济失调可能性大。在相关基因结果回报前需与以下疾病进行鉴别：①Friedreich 共济失调，是常染色体隐性遗传共济失调最常见类型，临床表现主要为进行性小脑性和感觉性共济失调、构音障碍、眼震、锥体束征，本例患者临床表现与此相符，需进一步行全外显子基因检测；②常染色体隐性遗传性痉挛性共济失调，此病以小脑性共济失调、锥体束征阳性和周围神经病为主，本例患者以小脑性共济失调、锥体束损害为主，故考虑此诊断，需进一步行全外显子基因检测；③亚急性联合变性，此病是由维生素 B$_{12}$ 缺乏引起的神经系统病变，本例患者临床表现以共济失调和锥体束损害为主，故考虑此病可能，进一步行维生素 B_{12} 检测、内因子抗体和壁细胞抗体检查以排除。

（3）基因型 – 表型匹配诊断如下。

临床角度：*VPS13D* 编码的蛋白是 VPS13 蛋白家族的一个成员，是一种调节线粒体形态和清除所需的泛素结合蛋白（图 3.3）。该基因突变可导致共济失调、构音障碍、锥体束体征、反射活跃或亢进、眼震、小脑萎缩等表型，与本例患者高度吻合（表 3.1）。

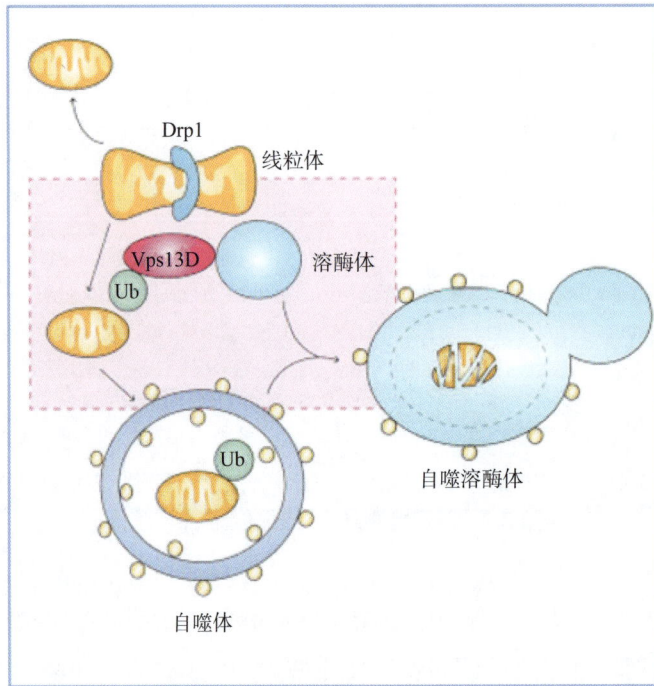

图 3.3　VPS13D 在自噬中的作用

［资料来源：ANDING A L，WANG C，CHANG T K，et al. Vps13d encodes a ubiquitin–binding protein that is required for the regulation of mitochondrial size and clearance[J]. Current Biology，2018，28（2）：287–295. e6.］

表 3.1　基因 – 表型匹配度分析

在线人类孟德尔遗传数据库（OMIM）	患者症状	匹配度（15/36）
遗传方式		
一常染色体隐性遗传	常染色体隐性遗传	☑
头部和颈部		
头		

续表

在线人类孟德尔遗传数据库（OMIM）	患者症状	匹配度（15/36）
—小头畸形（在某些患者）眼睛		
—阅读困难		
—过度的水平扫视		
—大跳动性眼球震荡		
—扫视速度增加		
—眼震	眼震	☑
骨骼		
脚		
—高弓足		
肌肉，软组织		
—轴向张力减退		
—远端肌无力		
—远端肌萎缩		
—肌肉活检可见异常线粒体		
神经病学		
中枢神经系统		
—运动发育迟缓（某些病人）		
—智力障碍，轻度（部分患者）		
—小脑性共济失调	小脑性共济失调	☑
—共济失调步态	共济失调步态	☑
—经常摔倒		
—步态异常	步态异常	☑
—构音障碍	构音障碍	☑
—痉挛	下肢痉挛	☑
—锥体束征	双侧巴氏征阳性	☑
—肌张力障碍	肌张力增高	☑
—反射亢进	反射亢进	☑

续表

在线人类孟德尔遗传数据库（OMIM）	患者症状	匹配度（15/36）
—震颤	阵发性双手不自主震颤	☑
—足跖反射	双侧巴氏征阳性	☑
—肌阵挛		
—肌束颤动		
—小脑萎缩（部分患者）	小脑萎缩	☑
—基底神经节异常（部分患者）		
—白质异常（部分患者）	脑白质病变	☑
周围神经系统		
—远端感觉障碍		
—感觉运动性轴索神经病		
其他		
—不同的发病年龄（从婴儿期到成年期）		
—不同严重性		
—有些患者成年后不得不坐轮椅		
分子基础		
—由液泡蛋白分类13个同源D基因的突变引起（*VPS13D*，608877.0001）	*VPS13D*复合杂合变异： NM_015378.2: c.6094_6107delGTTCTCTTGATCCC （p.Val2032ArgfsTer7）； NM_015378.2:c.9734C＞A （p.Thr3245Asn）	☑

遗传学角度：*VPS13D*基因在本例中为复合杂合突变，一个是移码突变，为高度有害变异，导致氨基酸截短，故为烈性突变，另一个是错义突变，均为未报道的突变。

功能学角度：功能研究结果提示，对果蝇敲除模型和患者来源的成纤维细胞进行分析，表明基因突变影响线粒体的结构和功能（图3.4）。

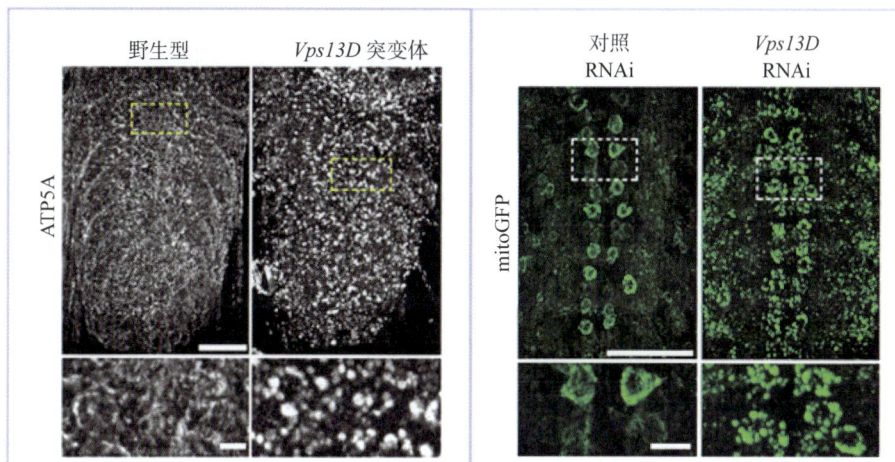

图 3.4　果蝇 VPS13D 突变及敲除模型显示出线粒体的形态发生改变

［资料来源：SEONG E，INSOLERA R，DULOVIC M，et al. Mutations in VPS13D lead to a new recessive ataxia with spasticity and mitochondrial defects[J]. Annals of neurology，2018，83（6）：1075-1088.］

综上，本例患者诊断为 *VPS13D* 基因复合杂合突变致 SGAR4。

6. 治疗

服用维生素等营养神经，进行平衡康复训练及遗传咨询。

【专家点评】

1. *VPS13D* 基因突变所致运动障碍

VPS13D 基因突变引起运动障碍的病例，最早于 2018 年报道，目前全球仅报道 21 例，均为常染色体隐性遗传。临床特征包括发育迟缓，儿童期起病的运动障碍（舞蹈症，肌张力障碍或震颤），以及进展性的痉挛性共济失调或轻瘫。头颅 MRI 检查的典型表现为胼胝体变薄和小脑萎缩（通常累及小脑蚓部），还有尾状核、壳核、脑室旁和皮质下的 T_2 和 FLAIR 的高信号改变。实验室检查偶尔可发现脑脊液中乳酸盐升高及肌肉活检时线粒体形态改变。

2. *VPS13D* 的致病机制

VPS13D 是 *VPS13*（*VPS13A* ~ *D*）家族的成员，该家族编码在真核细胞中高度保守的 4 种蛋白质。*VPS13A* 的遗传缺陷导致舞蹈病 - 棘皮细胞增多症（chorea-acanthocytosis，CHAC）；而 *VPS13B* 和 *VPS13C* 的突变则分别导致科恩综合征和常染色体隐性遗传性早发性帕金森病（parkinson disease 23，PARK23）。与其他 VPS13 家族

成员相比，泛素结合 UBA 结构域仅在 VPS13D 中存在。*VPS13D* 基因包含 70 个外显子并且横跨 280 kb，编码一种广泛表达的蛋白质，该蛋白质参与线粒体的分裂和融合的过程，影响线粒体的大小、自噬和清除（图 3.3）。*VPS13D* 基因缺失的果蝇线粒体形态发生异常（图 3.4）。研究显示，*VPS13D* 基因的特异性敲低导致运动神经元中线粒体球形增大和线粒体网络的复杂性丧失，部分神经和神经肌肉接头突触的周围轴突中线粒体的分布受损。

3. 本例患者临床特征

本例患者为青年男性，病程 29 年，幼时起病，发病初期以上肢的不自主抖动为主要表现，逐渐累及头部，随着病程的延长，逐渐出现步态不稳。神经系统查体有构音障碍、锥体束征、反射亢进及明显的眼震。影像学特征为头颅 MRI 可见皮层和小脑的萎缩，以及白质高信号。曾进行多项检查未能明确诊断，临床诊断困难。本次基因检测发现了 *VPS13D* 基因 25 号外显子的 1 个移码突变（c.6094_6107delGTTCTCTTGATCCC）及 48 号外显子的 1 个复合杂合突变（c.9734C > A），为中国首次报道，不同于既往报道的突变，其进一步丰富了 *VPS13D* 基因突变谱及临床表型数据。

【参考文献】

[1] ANDING A L，WANG C，CHANG T K，et al. Vps13D encodes a ubiquitin–binding protein that is required for the regulation of mitochondrial size and clearance[J]. Current biology，2018，28（2）：287–295. e6.

[2] SEONG E，INSOLERA R，DULOVIC M，et al. Mutations in VPS13D lead to a new recessive ataxia with spasticity and mitochondrial defects[J]. Annals of neurology，2018，83（6）：1075–1088.

[3] VELAYOS–BAEZA A，VETTORI A，COPLEY R R，et al. Analysis of the human VPS13 gene family[J]. Genomics，2004，84（3）：536–549.

[4] GAUTHIER J，MEIJER I A，LESSEL D，et al. Recessive mutations in VPS13D cause childhood onset movement disorders[J]. Ann Neurol，2018，83（6）：1089–1095.

[5] WANG Z，ZHANG H. Mitophagy：Vps13D couples mitochondrial fission and autophagic clearance[J]. Current biology，2018，28（2）：R66–R68.

病例 4

AARS2 基因复合杂合突变致常染色体
隐性进行性白质脑病

【概述】

AARS2 基因相关白质脑病，是较为罕见的线粒体核基因相关的常染色体隐性遗传病。AARS2 基因编码线粒体丙氨酰 t-RNA 合成酶，该基因突变可导致两种不同的表型：成年发病的进行性白质脑病或婴幼儿心肌病。成人发病的脑白质病变在女性患者中常伴卵巢功能衰竭。本病例为 1 例 AARS2 基因复合杂合突变致常染色体隐性进行性白质脑病，以癫痫发作、认知下降、性格改变、突出的精神行为异常为主要临床表现，头颅 MRI 提示脑白质病变及显著的脑萎缩改变。本例患者以反复癫痫发作起病，在 AARS2 相关白质脑病中比较少见，丰富了 AARS2 基因的临床表型谱，加深了临床医师对 AARS2 相关白质脑病的认识。

【病历摘要】

患者，男，48 岁，主因"发作性意识丧失 17 年，认知下降 6 年"就诊。临床主要表现为癫痫发作、认知下降、精神行为异常、共济失调。神经系统查体：身高 164 cm，体重 50 kg，血压 106/68 mmHg，查体不配合，烦躁、神志清，部分混合性失语，双侧瞳孔等大等圆，光反射查体不合作，眼球可见自发的水平活动，四肢可活动，肌张力高，腱反射、感觉、共济和病理征查体不能配合。头颅 MRI 提示脑白质病变及显著的脑萎缩改变。否认家族遗传病史及类似疾病史。

【临床资料】

1.病史

（1）现病史：患者 17 年前无明显诱因出现发作性头颈转向左侧，伴双眼上翻，意

33

识丧失，症状持续 1～2 分钟好转。症状反复发作，平均每周发作 1 次，未予诊治。6 年前患者逐渐出现认知下降，表现为记忆力下降，近事记忆障碍，不能胜任之前的工作，言语匮乏，与他人交流减少，但日常生活可自理。5 年前患者出现定向障碍，表现为乘车时找不到车站。同时出现性格改变，表现为爱发脾气；偷吃孩子食物；与家人争执后外出走失，事后患者不能回忆当时情况。逐渐出现步态不稳。记忆力下降较前加重，并出现自言自语、无端大叫、情绪不稳、易急躁、不分场合发脾气、乱摔东西，偶有小便失禁，但日常穿衣吃饭尚可自理。1 年前患者出现发作性意识丧失，双眼上翻，一侧肢体抽搐，就诊于外院。给予左乙拉西坦治疗，上述症状仍频繁发作，每周均有类似发作。此后患者逐渐出现不能行走，需家人搀扶，日常生活不能自理。4 个月前就诊于外院，查头颅 CT 示脑萎缩，诊断为白质脑病。给予卡巴拉汀、盐酸美金刚等药物治疗。患者口服上述药物 2 天后再次出现癫痫发作，停用上述药物。为求进一步诊治入我科。

（2）既往史：幼时可疑患有脑炎（具体不详）；有酒精过敏史。

（3）家族史：父亲因糖尿病并发症去世，母亲因脑出血去世，两个姐姐、一个哥哥均体健。否认家族遗传病史及类似疾病史。

2. 体格检查

神志清楚，构音不清，烦躁，查体不配合，能回答简单问题。双侧瞳孔等大等圆，对光反射存在，双侧眼球可见水平眼震。双手有摸索及强握动作。四肢均有自主活动，四肢肌张力高，腱反射活跃，不能独立站立。感觉及共济、病理征查体不能配合。

3. 辅助检查

（1）血常规，尿、便常规，血氨，红细胞沉降率，铜蓝蛋白，风湿 3 项，维生素 B_{12}、叶酸，甲状腺功能，乙型肝炎病毒 6 项及感染 3 项，心磷脂抗体，抗核抗体均正常。

（2）腰椎穿刺提示脑脊液压力 110 mmH$_2$O；脑脊液常规、生化、免疫球蛋白、优生项目检查，寡克隆带未见异常；自身免疫性脑炎抗体、副肿瘤综合征抗体、AQP4 抗体、MOG 抗体、MBP 抗体阴性。

（3）动脉血乳酸：2.60 mmol/L。

（4）血尿有机酸筛查：未见明显异常，极长链脂肪酸未见异常。

（5）头颅 MRI：双侧侧脑室旁广泛脑白质病变，累及胼胝体，脑萎缩（图 4.1）。

（6）脑电图：全导联可见较多慢波活动，患者欠合作。

4. 基因检测分析

单样本全外显子测序分析结果提示，*AARS2* 基因存在复合杂合突变：1 号外显子错

义突变 [NM_020745.3：c.179C ＞ A（ p.Pro60His ）]，6 号外显子错义突变 [NM_020745.3：c.965G ＞ A（ p.Arg322His ）]。

（1）基因－疾病关联证据（*AARS2*）：中等。

（2）ACMG 评级：NM_020745.3：c.965G ＞ A（p.Arg322His），LP，PS4_Supporting+PM5+PM2_Supporting+PP3+PP4（已报道）；NM_020745.3：c.179C ＞ A（p.Pro60His），VUS，PM3+PM2_Supporting+PP3+PP4，贝叶斯评分 81.2%。

（3）Sanger 测序验证证实患者携带的突变为复合杂合突变（图 4.2）。

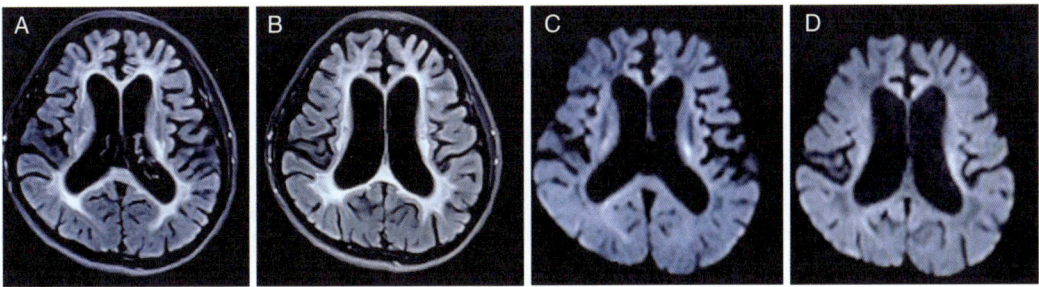

弥漫白质异常信号，累及胼胝体，脑萎缩。DWI 可见脑室旁高信号。

图 4.1　头颅 MRI

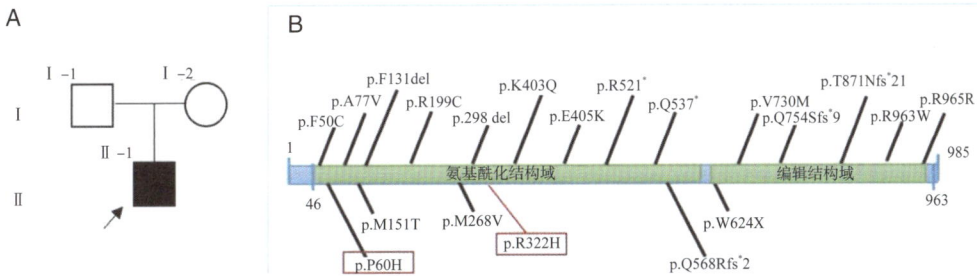

A. 家系图；B. 文献报道的 *AARS2* 变异位点分布及本例报道的突变位点（红色方框内标记）。

图 4.2　家系图及已报道位点汇总

5. 诊断

（1）定位诊断：癫痫发作、认知功能下降和精神行为异常，定位于广泛的大脑皮层；步态不稳和水平眼震，定位于小脑及其联系纤维；四肢肌张力高，腱反射活跃，定位于双侧皮质脊髓束。

（2）定性诊断：① *AARS2* 基因相关白质脑病，患者为中年男性，早期出现癫痫发作，并逐渐出现认知功能下降、性格改变、精神行为异常等广泛皮层受累表现，随后出现小脑性共济失调。头颅 MRI 可见弥漫的脑白质异常信号及脑萎缩，并可见胼胝体萎缩，DWI 图像上持续高信号，血乳酸升高。详细的病史和相关检查排除神经系统多部位受累的其他常见病因，而且无类似疾病的家族史，考虑常染色体隐性遗传的遗传代谢病，*AARS2* 基因相关白质脑病可能性大。②遗传性弥漫性白质脑病合并轴索球样变（hereditary diffuse leukoencephalopathy with spheroids，HDLS），是一种由 *CSF1R* 基因突变引起的常染色体显性遗传的白质脑病；临床常表现为精神行为异常、进行性的认知功能下降、运动障碍、癫痫发作、锥体束征和共济失调等；头颅 MRI 表现为弥漫的白质病变。本例患者的核心临床表型和影像学较符合 HDLS，但缺乏常染色体显性遗传的家族史，此点不支持，需完善基因检测以排除。③其他引起脑白质病变的常见病因，如中毒、炎症等，详细的病史和辅助检查未见上述病因证据。

（3）基因型 – 表型匹配诊断如下。

临床角度：*AARS2* 突变可导致认知下降、精神行为改变、肌张力障碍、共济失调、乳酸增高和脑白质病变等表型，与本患者的核心表型高度匹配（表 4.1）。

遗传学角度：*AARS2* 基因在本例中为复合杂合突变，其中 c.965G > A 导致的错义突变被预测为高度有害，符合常染色体隐性遗传。

功能学角度：*AARS2* 基因编码线粒体丙氨酰 tRNA 合成酶，在线粒体翻译过程中负责将丙氨酸加载到相应 tRNA 酶上。

综上所述，本患者诊断为 *AARS2* 基因复合杂合突变所致的常染色体隐性进行性白质脑病。

表 4.1　基因 – 表型匹配分析

在线人类孟德尔遗传数据库（OMIM）	患者症状	匹配度 (10/28)
遗传方式		
—常染色体隐性遗传	常染色体隐性遗传	☑
头部和颈部		
眼睛		
—眼震		
肌肉和软组织		
—在活检中发现的分离性线粒体复合体 IV 缺乏症		
神经学		
中枢神经系统		

续表

在线人类孟德尔遗传数据库（OMIM）	患者症状	匹配度 (10/28)
—幼儿发育迟缓（一些患者）		
—失调		
—震颤		
—痉挛		
—肌张力障碍	肌张力增高	☑
—构音障碍		
—神经退行性化	神经退行性疾病	☑
—认知能力恶化	认知下降	☑
—痴呆症	痴呆	☑
—失语		
—失去运动能力		
—失用症		
—白质脑病		
—深部白质改变		
—胼胝体脚异常		
—脑室周围白质软化		
—小脑萎缩（一些患者）	小脑萎缩	☑
行为精神表现		
—行为异常	行为异常	☑
—执行功能障碍		
—抑郁症		
内分泌特征		
—卵巢早衰		
其他		
—通常在年轻成年期发病	患者 33 岁起病	☑
—可能会更早发作		

续表

在线人类孟德尔遗传数据库（OMIM）	患者症状	匹配度 (10/28)
—进行性障碍	进展性疾病	☑
分子基础		
—由丙氨酰–tRNA 合成酶 2 基因突变引起 （*AARS2*，612035.0004）	*AARS2* 基因复合杂合突变	☑

【专家点评】

成人起病的白质脑病是一组罕见的神经系统疾病，其特征是进行性脑白质退变。临床上与痴呆、精神行为改变、运动障碍和锥体束损害等多种临床表型有关。由于病因学的高度异质性，成人起病的白质脑病的病因诊断是临床上的一个难点。随着基因检测技术的发展，多个成人起病的脑白质病变的致病基因被发现。*AARS2* 基因突变所致的进行性白质脑病是其中的一种，呈常染色体隐性遗传。最早于 2014 年报道了由 *AARS2* 基因突变引起的白质脑病。其主要临床特征为成年后发病，常见临床表现为运动障碍、认知功能下降、锥体束损害、精神行为异常、共济失调及眼部症状等。本例患者为中年男性，成年起病，主要表现为癫痫发作、认知下降、性格改变、突出的精神行为异常，患者以反复癫痫发作起病，在 *AARS2* 相关白质脑病病例中比较少见。

AARS2 基因编码的蛋白质属于 Ⅱ 类氨基酰 tRNA 合成酶家族，通过 tRNA 带有的相关氨基酸在 mRNA 翻译中发挥关键作用。*AARS2* 基因有 22 个外显子，包括 2 个主要的功能域（氨酰化区域 / 编辑校正区域），各亚区共同作用，从而保证线粒体蛋白合成的高效性及精确性。*AARS2* 基因突变可导致两种非常不同的表型，即联合氧化磷酸化缺陷症 8 型和成年发作的进行性白质脑病。前者的主要临床表现是致死性的婴儿肥厚型心肌病，在报道的 11 名继发于 *AARS2* 变异的肥厚型心肌病和线粒体呼吸链复合体缺乏症的婴儿中，有 1 名死产，其余 10 名在 1 岁前死亡。而成年发病则导致迟发性进行性白质脑病。针对 *AARS2* 产生两种不同临床亚型的原因，Euro 等给出了他们对这一现象的解释：*AARS2* 突变会产生不同的表型，其与氨酰化活性损害的程度有关。婴儿心肌病至少有一个等位基因位于编辑校正区域中，严重影响氨酰化活性；而白质脑病类型的患者其突变均不位于编辑校正区域，导致氨酰化活性仅部分降低。因此，心肌病患者氨酰化缺陷程度较白质脑病患者的缺陷程度重。

本例患者通过二代基因检测最终明确诊断为 *AARS2* 相关白质脑病，进一步丰富了

AARS2 基因的临床表型谱，加深了临床医师对 *AARS2* 相关性白质脑病的认识。

【参考文献】

[1] WANG X，WANG Q，TANG H，et al. Novel alanyl-tRNA synthetase 2 pathogenic variants in leukodystrophies[J]. Frontiers in neurology，2019，10：1321.

[2] TANG Y，QIN Q，XING Y，et al. AARS2 leukoencephalopathy：a new variant of mitochondrial encephalomyopathy[J]. Molecular genetics & genomic medicine，2019，7（4）：e00582.

[3] DALLABONA C，DIODATO D，KEVELAM S H，et al. Novel（ovario）leukodystrophy related to AARS2 mutations[J]. Neurology，2014，82（23）：2063-2071.

[4] GÖTZ A，TYYNISMAA H，EURO L，et al. Exome sequencing identifies mitochondrial alanyl-tRNA synthetase mutations in infantile mitochondrial cardiomyopathy[J]. The American journal of human genetics，2011，88（5）：635-642.

[5] SRIVASTAVA S，BUTALA A，MAHIDA S，et al. Expansion of the clinical spectrum associated with AARS2 - related disorders[J]. American journal of medical genetics part A，2019，179（3）.

[6] EURO L，KONOVALOVA S，ASIN-CAYUELA J，et al. Structural modeling of tissue-specific mitochondrial alanyl-tRNA synthetase（AARS2）defects predicts differential effects on aminoacylation[J]. Frontiers in genetics，2015，6：21.

SACS 基因新突变引起的常染色体隐性遗传性痉挛性共济失调 Charlevoix-Saguenay 型

【概述】

常染色体隐性遗传性痉挛性共济失调 Charlevoix-Saguenay 型（autosomal recessive spastic ataxia of Charlevoix-Saguenay，ARSACS）是一种罕见的早发性神经退行性疾病，其特征是缓慢进行性小脑共济失调、下肢锥体束体征和周围神经病变，由 SACS 基因中的纯合或复合杂合突变引起。1978 年在加拿大魁北克省沙勒瓦 – 萨格奈（Charlevoix-Saguenay）地区的法国血统人群中首次报道。从那时起，ARSACS 的病例在世界范围内都有报道。随着疾病的进展，大多数患者只能坐在轮椅上，但他们的认知能力基本保留。此外，一些非典型患者可能具有早发或晚发的周围神经病变、视网膜神经纤维髓鞘化、自主神经功能障碍、非共济失调或非痉挛、癫痫等特征。鉴于 ARSACS 的高度临床异质性，确实给神经科医师的诊断带来了巨大的挑战。编码 sacsin 蛋白的 SACS 基因位于染色体 13q12.12，2000 年首次被确定为 ARSACS 的致病基因。sacsin 以整合泛素蛋白酶体系统和热休克蛋白 70（heat shock protein 70，Hsp70）分子伴侣机制而闻名，还参与脊髓小脑共济失调蛋白 1 抗体的加工。迄今为止，全世界已报道了 200 多种突变，大部分突变导致 "功能丧失"，而且其中大部分已在 10 号外显子中发现，该外显子是脊椎动物生物体中最大的外显子。ARSACS 在中国人中的报道很少。在本书中，笔者及所在团队报道 1 例 SACS 基因中新的复合杂合突变的 ARSACS 病例。

【病历摘要】

患者，女，36 岁，因 "行走异常、言语不清 30 余年，加重 3 年" 就诊。患者自幼起病，运动能力较同龄儿童差，病程中有癫痫发作。2011 年开始，患者步态不稳、言语不清等症状进行性加重。曾在外院按丹迪 – 沃克综合征行枕肌贴敷术治疗，治疗后症状仍进行性加重。家族史无特殊。查体见小脑性共济失调体征、双侧锥体束征和周围神经受损表现。头颅 MRI 检查可见小脑萎缩、脑干异常信号。

【临床资料】

1. 病史

（1）现病史：患者，女，36 岁，患者自幼运动能力较同龄儿童差，3 岁会走，跑跳困难，运动能力较同龄儿童差。行走步态略不稳，伴言语缓慢，呈吟诗样，生活可自理，直到初中毕业。1990 年开始，患者出现发作性愣神，猝倒发作，偶有肢体抽搐（2次），当地诊断为癫痫，给予卡马西平治疗后癫痫症状减少并逐渐消失。2014 年自行停药后无再次发作。2010 年开始行走不稳、言语不清症状持续发展并进行性缓慢加重。近 3 ~ 4 年行走不稳、言语不利症状加重明显，完全不能行走，坐床边也不稳。2018年在外院按丹迪 – 沃克综合征行枕肌贴敷术治疗，症状无改善，并进行性加重。

（2）既往史：2017 年患溃疡性结肠炎，服药（具体不详）3 个月后症状消失，自幼发现缺铁性贫血。

（3）家族史：父亲体健，母亲 2019 年因大动脉炎波及心脏去世，无兄弟姐妹，否认家族遗传病史及类似疾病史。

2. 体格检查

神志清，智能可，小脑性语言，可见水平眼震，余颅神经检查阴性。双上肢肌力 5级，分指力稍弱，末端指节无法完全伸直，下肢近端肌力 4 级，远端肌力 4 级，伸膝、屈膝正常，足背屈、跖屈肌力 5 级。双上肢肌张力低，双下肢肌张力略升高。双侧指鼻、轮替笨拙，跟 – 膝 – 胫试验无法完成，无法站立，Romberg 征无法完成。双上肢腱反射减弱，右侧椎旁肌反射可引出，双侧臀大肌反射可引出，右侧膝反射（ ++ ），左侧膝反射（ + ），跟腱反射未引出，双侧 Babinski 征、Chaddock 征（ + ）。深浅感觉对称，脑膜刺激征（ – ）。高足弓，杵状趾。共济失调评估和评级量表（scale for the assessment and rating of ataxia，SARA）得分为 25/40。

3. 辅助检查

（1）血常规和生化检查结果正常。

（2）头颅 MRI（2020-04-22）：小脑萎缩明显（尤以上蚓部突出），脑桥低信号条纹，胼胝体变薄，皮层脑干轻度萎缩（图 5.1A、图 5.1B）。

（3）脊椎 MRI（2020-04-22）：颈髓、胸髓广泛变细（图 5.1C）。

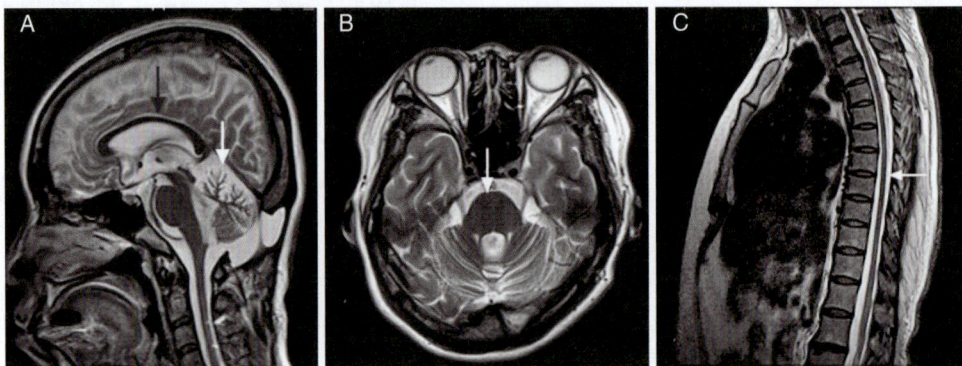

A. 头颅 MRI 矢状位；B. 头颅 MRI 冠状位；C. 脊椎 MRI。

图 5.1　影像学检查

（4）神经传导速度：四肢所检神经呈周围神经性损害（运动神经轴索损害为主，感觉神经传导未引出肯定波形）；F 波，右侧正中神经出现率减低，潜伏期延长，右胫神经潜伏期延长；H 反射，右胫神经潜伏期延长。

（5）针极肌电图：右胫前肌，股四头肌（外侧头）、肛门括约肌呈神经源性损害，余所检肌肉未见特异性改变。

（6）运动诱发电位：双上肢运动诱发电位（motor evoked potentials，MEP），刺激双侧运动区潜伏期均延长，刺激双侧 C_7 潜伏期均延长，双侧运动区至双侧 C_7 的中枢运动传导时间（central motor conduction time，CMCT）均延长；双下肢 MEP，刺激双侧运动区均未引出动作电位，刺激双侧 L_4 潜伏期均延长。提示锥体束损伤。

（7）血液和脑脊液中未找到副肿瘤或免疫炎症的证据。

（8）眼底照相：视乳头肿胀，其周围的纤维和黄斑间区域呈梳状（图 5.2）。

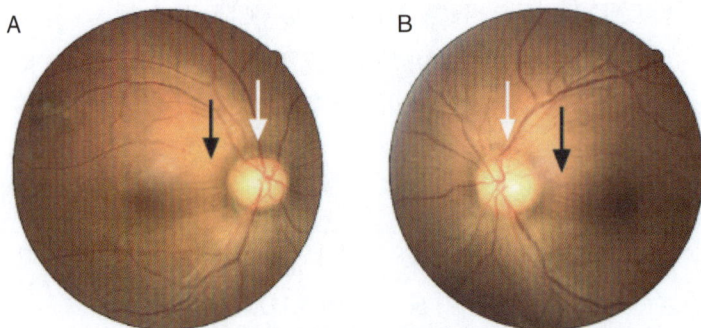

图 5.2　眼底照相

4. 基因检测分析

全外显子测序分析结果提示，在 *SACS* 基因（总共 10 个外显子）存在可能复合杂合突变：10 号外显子无义突变（未报道）[NM_014363.5：c.5692G > T（p.Glu1898Ter）]，10 号外显子移码突变（未报道）[NM_014363.5：c.12673_12677delTATCA（p.Tyr4225AspfsTer6）]。

（1）基因 – 疾病关系证据（*SACS*）：强。

（2）ACMG 评级：NM_014363.5：c.5692G > T（p.Glu1898Ter）：LP，PVS1_Strong+PM2_Supporting+PP3+PP4（未报道）；NM_014363.5：c.12673_12677delTATCA（p.Tyr4225AspfsTer6），LP，PVS1_Moderate+PM3+PM2_Supporting+PP3+PP4（未报道）。

（3）Sanger 测序验证证实患者携带的突变为复合杂合突变。

5. 诊断

（1）定位诊断：患者发作性癫痫症状考虑皮层受累；发现眼震，吟诗样语言，指鼻试验、轮替试验、跟 – 膝 – 胫试验差，无法行走，考虑小脑及其联系纤维受损；双下肢腱反射相对活跃，可引出椎旁肌、臀大肌反射，双侧 Babinski 征（+），考虑胸段脊髓受损；双上肢腱反射减弱，跟腱反射消失，高足弓，杵状趾，肢体远端力弱，考虑周围神经受损。综合定位皮层、小脑、脑干、脊髓、周围神经，患者神经系统广泛受累。

（2）定性诊断：患者为青年女性，自幼隐袭起病。表现为行走异常、言语不清，病程漫长。查体以小脑症状、脊髓受损锥体束症状和周围神经受损症状为主要表现。考虑如下。①痉挛性共济失调，支持点为患者青年女性，年幼起病，缓慢进展，表现为行走不稳，小脑语言，有共济失调表现，目前无法行走；家族史无特殊；查体提示小脑受损表现，双下肢肌张力略升高，双侧病理征（+），高足弓，杵状趾；脊椎 MRI 发现脊髓变细；另外患者有癫痫、眼震、吟诗样语言、共济失调、疑似丹迪 – 沃克综合征表现、胼胝体变薄、广泛皮层脑干萎缩表现，符合痉挛性共济失调表型。不支持点为患者无典型剪刀步态，排尿排便无明显障碍。需行基因检测，明确其分子分型。②脊髓小脑共济失调，该病多于 30～40 岁隐袭起病，缓慢进展，多为常染色体显性遗传病，有家族史；临床表现异质性较强，除小脑性共济失调外，不同亚型可伴有眼球运动障碍、锥体束征、锥体外系体征、肌萎缩、认知功能障碍和自主神经功能障碍等；本例患者为青年女性，年幼时隐袭起病，缓慢进展，有小脑性共济失调、双下肢肌张力略增高及锥体束受累明显；患者头颅 MRI 小脑上部萎缩明显，需进一步检查 *SCA* 基因有无相关三核苷酸串联异常扩张突变。③多系统萎缩（小脑型），此病是成年起病，多为散发性神经系统变性病，临床表现为不同程度的自主神经功能障碍、小脑性共济失调及锥体束征等，MRI 的 T_2 加权像可见脑桥基底部 "十字征"、小脑中脚高信号等；本例患者幼年隐匿起病，表现为小脑性共济失调，双侧病理征（+），无明显自主神经功能障碍表现；尽管本例患者肛门肌电图呈神经源性损害，但根据起病年龄不同，进展方式不同，本例患者患此病的可能性较小。

（3）基因型 – 表型匹配诊断如下。

临床角度：据报道，*SACS* 基因突变可导致进行性小脑共济失调、行走困难、步态不稳、下肢痉挛、痉挛性共济失调、Babinski 征阳性、足部异常、胼胝体发育不良、小脑萎缩、膝腱反射亢进、凝视诱发水平眼震、杵状趾、高弓足等表型，此与本例患者的核心表型高度匹配（表 5.1）。

遗传学角度：根据 ACMG 指南，*SACS* 基因的两个突变被预测为可疑致病性突变，且一代验证为复合杂合突变，分别来自父母（图 5.3）。

最终诊断为 ARSACS。

表 5.1　基因 – 表型匹配度分析

在线人类孟德尔遗传数据库（OMIM）	患者症状	匹配度 (19/37)
遗传方式		
—常染色体隐性遗传	常染色体隐性遗传	☑
头部和颈部		
眼睛		
—视网膜横纹		
—高髓鞘化视网膜纤维	肿胀的视乳头，乳头周围的纤维和黄斑间区域呈梳状	☑
—眼球震颤	眼震，左侧凝视时快速水平眼震，右侧凝视时水平眼震较慢	☑
—平稳追逐受损		
泌尿生殖		
膀胱		
—尿急		
骨骼		
手		
—手指的天鹅颈样畸形	末端指节无法完全伸直	☑

续表

在线人类孟德尔遗传数据库（OMIM）	患者症状	匹配度 (19/37)
—晶状体混浊（Ⅱ型，婴儿和青少年）		
脚		
—弓形足	高足弓，杵状趾	☑
—锤状趾		
肌肉、软组织		
—周围神经病变导致的远端肌无力	双上肢肌张力低	☑
神经		
中枢神经系统		
—步行发育迟缓	自幼运动能力较同龄儿童差，3 岁会走，跑跳困难	☑
—跌倒增加	易摔跤	☑
—步态共济失调，进行性	行走不稳逐渐加重	☑
—躯干共济失调，进行性	共济失调	
—痉挛		
—构音障碍	言语不清	☑
—间断性语言	小脑性语言	☑
—辨距不良	双侧指鼻轮替笨拙，跟 – 膝 – 胫反射无法完成	☑
—皮质脊髓束功能障碍	双侧 Babinski 征阳性	☑
—反射亢进		
—足跖伸肌反射		
—踝关节反射消失		
—肌萎缩，远端，重度		
—远端肌无力		
—智力低下（2 名患者）		
—小脑蚓萎缩	MRI 提示小脑萎缩（蚓部突出）	☑
—小脑蚓中浦肯野细胞的丢失		

续表

在线人类孟德尔遗传数据库（OMIM）	患者症状	匹配度 (19/37)
周围神经系统		
—远端感觉丧失，尤其是振动觉		☑
—感觉神经传导速度降低 　运动神经传导速度降低	四肢所检神经呈周围神经性损害， 运动神经轴索损害为主	☑
—大量髓鞘纤维丧失		
其他		
—通常在婴儿期或儿童期起病	自幼起病	☑
—据报道少数病例晚发		
—大多数患者需要坐轮椅	32 岁左右完全不能行走，需轮椅 辅助	☑
—加拿大魁北克省东北部沙勒瓦 – 萨格奈 　地区的高患病率		
—沙勒瓦 – 萨格奈地区的携带率估计为 　1/22		
分子基础		
—由囊蛋白基因突变引起（*SACS*，604490. 　0001）	NM_014363.5:c.5692G>T （p.Glu1898Ter） NM_014363.5:c.12673_12677delTAT CA（p.Tyr4225AspfsTer6）	☑

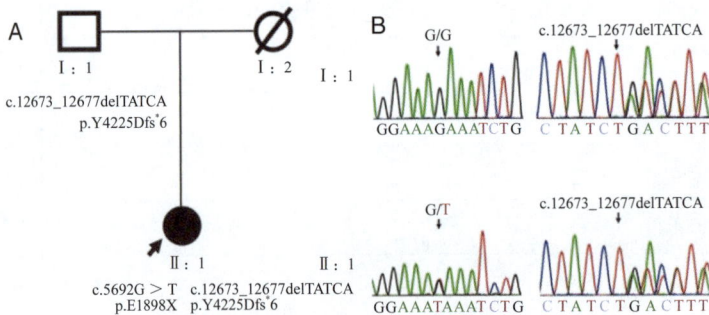

A. 家系图；B. Sanger 验证结果。

图 5.3　家系图及 Sanger 验证结果

【专家点评】

1. ARSACS 的流行病学、临床表现

目前有 11 例中国 ARSACS 患者的报道，包括本病例报道的 1 例。在这些患者中，有 4 名男性，7 名女性。大多数患者的发病年龄不超过 6 岁。11 例均表现为共济失调，9 例表现为下肢锥体束征，8 例表现为周围神经病变，2 例表现为视网膜神经纤维层增厚或眼底改变。此外，2 例来自同一家族的阵发性运动诱发性运动障碍和 2 例来自不同家族的患者发生癫痫。大多数患者具有 ARSACS 的 3 个核心表现，即小脑共济失调、下肢锥体束征和感觉运动神经病。

2. 本病例临床特点

本病例为一名女性 ARSACS 患者，其表现为早发性小脑共济失调、下肢锥体束征和感觉运动神经病。类似 Desserre 等描述的 ARSACS 病例的眼底检查，本患者也发现了肿胀的视乳头、呈梳状的周围纤维和视乳头黄斑间区域，并且观察到患者的自主神经功能受损。通过全外显子测序，在本患者中发现了一个复合杂合突变，在 *SACS* 基因中有一个新的无义变异（p.Glu1898Ter）和一个新的移码变异（p.Tyr4225AspfsTer6）。据笔者及所在团队所知，只有 11 个中国 ARSACS 患者被报道，包括本病例报道。这种疾病在中国人群中可能确实很少见，但也有可能是该疾病的误诊、漏诊造成的。

3. sacsin 蛋白的结构和功能

sacsin 蛋白在脑运动系统中（包括小脑浦肯野细胞）表达最高，它主要位于细胞质的线粒体成分中。*SACS* 基因有一个非常大的外显子（外显子 10），其中大多数突变已被确定可导致 ARSACS。在目前的数据库记录中，超过一半的 *SACS* 突变是无义突变和移码突变。*SACS* 基因敲除小鼠的步态异常，伴有进行性运动功能障碍和周围神经功能障碍，与 ARSACS 的表型相似。对 *SACS* 突变患者的皮肤成纤维细胞中线粒体网络和 sacsin 水平的评估显示，碎片化的线粒体增加，sacsin 表达降低。在本病例中，2 个突变（p.GLu1898Ter 和 p.Tyr4225AsdfsTer6）位于 10 号外显子，这与目前总体上突变分布一致。本病例所发现的 2 个新突变都会导致 sacsin 蛋白被截断，从而影响 C 端两个保守结构域（DnaJ 和 HEPN）的功能和表达。除了共济失调，本病例中的患者和其他文献中报道的患者也表现出一些其他的临床表现，可能与 sacsin 缺少有关。如患者表现的癫痫和自主神经系统的症状，对此类表型的解释可能与 MRI 显示的大脑损伤有关，如 MRI 可显示轻度的大脑萎缩、严重的小脑和脊髓萎缩，以及胼胝体发育不全。此外，神经传导显示感觉运动神经病伴轴索损伤和多个肢体的神经源性损伤。然而，人们对突变的 sacsin 是如何损害大脑和外周神经的知之甚少，未来的研究需要阐明不同机制下蛋

白质在小脑和多种其他相关神经纤维的功能中的作用。

4. 临床价值

这组病例报告了中国人群中由 1 个新的无义突变（p.Glu1898Ter）和 1 个新的移码突变（p.Tyr4225AsdfsTer6）引起的 1 例 ARSACS 病例，拓宽了 ARSACS 的 *SACS* 突变谱，并强调了对早发性共济失调进行基因检测的重要性。

【参考文献】

[1] BOUCHARD J P，BARBEAU A，BOUCHARD R，et al. Autosomal recessive spastic ataxia of Charlevoix–Saguenay[J]. Canadian journal of neurological sciences，1978，5（1）：61–69.

[2] SYNOFZIK M，SOEHN A S，GBUREK–AUGUSTAT J，et al. Autosomal recessive spastic ataxia of Charlevoix Saguenay（ARSACS）：expanding the genetic，clinical and imaging spectrum[J]. Orphanet journal of rare diseases，2013，8（1）：1–13.

[3] VAN DAMME P，DEMAEREL P，SPILEERS W，et al. Autosomal recessive spastic ataxia of Charlevoix–Saguenay[J]. Neurology，2009，72（20）：1790–1790.

[4] PYLE A，GRIFFIN H，YU–WAI–MAN P，et al. Prominent sensorimotor neuropathy due to SACS mutations revealed by whole–exome sequencing[J]. Archives of neurology，2012，69（10）：1351–1354.

[5] SHIMAZAKI H，SAKOE K，NIIJIMA K，et al. An unusual case of a spasticity–lacking phenotype with a novel SACS mutation[J]. Journal of the neurological sciences，2007，255（1–2）：87–89.

[6] SOUZA P V S，BORTHOLIN T，NAYLOR F G M，et al. Early–onset axonal Charcot–Marie–Tooth disease due to SACS mutation[J]. Neuromuscular disorders，2018，28（2）：169–172.

[7] NASCIMENTO F A，CANAFOGLIA L，ALJAAFARI D，et al. Progressive myoclonus epilepsy associated with SACS gene mutations[J]. Neurology genetics，2016，2（4）：e83.

[8] ENGERT J C，BÉRUBÉ P，MERCIER J，et al. ARSACS，a spastic ataxia common in northeastern Quebec，is caused by mutations in a new gene encoding an 11.5–kb ORF[J]. Nature genetics，2000，24（2）：120–125.

[9] PARFITT D A，MICHAEL G J，VERMEULEN E G M，et al. The ataxia protein sacsin is a functional co–chaperone that protects against polyglutamine–expanded ataxin–1[J].

Human molecular genetics，2009，18（9）：1556–1565.

[10] CHEN Z，WANG J，TANG B，et al. Using next–generation sequencing as a genetic diagnostic tool in rare autosomal recessive neurologic Mendelian disorders[J]. Neurobiology of aging，2013，34（10）：2442. e11–2442. e17.

[11] LIU L，LI X B，ZI X H，et al. A novel hemizygous SACS mutation identified by whole exome sequencing and SNP array analysis in a Chinese ARSACS patient[J]. Journal of the neurological sciences，2016，362：111–114.

[12] ZENG H，TANG J G，YANG Y F，et al. A novel homozygous SACS mutation identified by whole–exome sequencing in a consanguineous family with autosomal recessive spastic ataxia of Charlevoix–Saguenay[J]. Cytogenetic and genome research，2017，152（1）：16–21.

[13] 李世容，陈永平，袁晓琴，等. SACS 基因复合杂合突变导致 Charlevoix–Saguenay 型痉挛性共济失调一家系两例 [J]. 中华医学遗传学杂志，2018，35（4）：507–510.

[14] 张茜，李焕铮，陈冲，等. 一个常染色体隐性遗传性痉挛性共济失调家系 SACS 基因的突变分析 [J]. 中华医学遗传学杂志，2019，36（3）：217–220.

[15] LU Q，SHANG L，TIAN W T，et al. Complicated paroxysmal kinesigenic dyskinesia associated with SACS mutations[J]. Annals of translational medicine，2020，8（1）：8.

[16] DESSERRE J，DEVOS D，SAUTIÈRE B G，et al. Thickening of peripapillar retinal fibers for the diagnosis of autosomal recessive spastic ataxia of Charlevoix–Saguenay[J]. The cerebellum，2011，10（4）：758–762.

[17] VILL K，MÜLLER–FELBER W，GLÄSER D，et al. SACS variants are a relevant cause of autosomal recessive hereditary motor and sensory neuropathy[J]. Human genetics，2018，137（11）：911–919.

[18] LARIVIÈRE R，GAUDET R，GENTIL B J，et al. Sacs knockout mice present pathophysiological defects underlying autosomal recessive spastic ataxia of Charlevoix–Saguenay[J]. Human molecular genetics，2015，24（3）：727–739.

[19] RICCA I，MORANI F，BACCI G M，et al. Clinical and molecular studies in two new cases of ARSACS[J]. Neurogenetics，2019，20（1）：45–49.

病例 6

以遗传性痉挛性截瘫和严重周围神经病变为主要表现的 Hartnup 病

【概述】

Hartnup 病（Hartnup disorder）又称色氨酸加氧酶缺乏症，在 1956 年首次被描述为中性氨基酸尿症。Hartnup 病是一种罕见的常染色体隐性遗传疾病，发病率为 1 : 15 000。主要临床表现为类似糙皮病的皮疹、间歇性小脑共济失调和精神症状。Hartnup 病是一种由 *SLC6A19* 基因编码肾脏和肠管的中性氨基酸转运体缺陷而引起的疾病，生化特征是中性氨基酸的肠道吸收功能和肾脏重吸收功能受损。尽管生化紊乱总是存在的，但临床表现是间歇性和可变的。在本病例中，笔者及所在团队报告了 2 例表现为持续性痉挛性截瘫和周围神经损伤的患者，对其临床症状、周围神经活检的病理变化和基因突变等方面进行了详细的分析。

【病历摘要】

患者 1，男，18 岁，主因"发作性抽搐 13 年，行走困难 11 个月"就诊。主要临床表现为癫痫发作，发作性行走困难，后期出现认知障碍，持续性行走困难，反复出现皮疹发作。主要阳性体征为双下肢痉挛性截瘫，周围神经损害。头颅 MRI 显示小脑萎缩，脊髓 MRI 显示脊髓萎缩。腓肠神经活检可见周围神经的神经纤维中度减少。尿液中的氨基酸分析显示多种中性氨基酸的含量增加。

患者 2，男，23 岁，主因"行走困难 10 年，加重伴反应迟钝 10 个月"就诊。主要临床症状表现为行走困难，加重伴反应迟钝，全身多处糙皮样皮损表现。主要阳性体征为近记忆力、计算力差。痉挛性步态，双侧高足弓。双下肢肌张力升高，双上肢腱反射活跃，双下肢腱反射亢进，髌阵挛、踝阵挛（+）；双侧 Babinski 征（+）。头颅 MRI 显示小脑萎缩。肌电图检测出四肢混合性感觉运动性多发性神经病。尿液中的氨基酸分析显示多种中性氨基酸的含量增加。

【临床资料】

（一）患者 1

1. 病史

（1）现病史：13 年前患者与别人玩耍时突然出现点头样动作，持续约 1 分钟后缓解。5 个月后，患者吃饭时突然出现口角及四肢抽搐，当时意识清楚，持续 2～3 分钟，随后自行缓解，2 天内发作 5 次，遂至当地医院就诊，诊断为"癫痫"，给予口服奥卡西平 75 mg，2 次 / 天，之后类似症状未再发作。1 年后停用抗癫痫药物，此后未再发作类似症状。8 年前患者开始间断出现颜面部及肢体等部位皮疹，起初 2～3 年出疹 1 次，后逐渐进展为 1 年 1 次。2 年前出疹频繁，约 2 个月 1 次，夏季出疹频繁，每次外用药物（具体不详）1～2 个月皮疹可消退。13 个月前患者跑操后突发下肢无力，站立不能，不能行走，无肢体抽搐，意识清楚，持续 3～5 分钟可自行缓解。此后类似症状间断性发作，长距离行走（或疲劳）后诱发。于外院就诊，脑电图提示有尖波等异常放电，诊断为"颞叶癫痫"，给予口服奥卡西平及左乙拉西坦，家属诉用药期间发作性下肢无力症状未见明显改善。11 个月前家属发现患者对痛温觉及疼痛刺激不敏感，出现足底烫伤的情况。10 个月前患者皮疹复发（图 6.1），主要位于面部和双上肢，且逐渐出现脱皮、皮肤变硬、手背龟裂。家属发现患者记忆力下降，表现为忘记吃药、反应迟钝，同时出现大小便失禁、吃饭持筷子时手发抖。患者出现发热，测体温 39 ℃，自行服用阿莫西林及退烧药，随后出现持续的肢体抽搐，表现为双上肢屈曲、阵挛发作，双下肢强直，意识丧失。就诊于当地医院并收入当地医院 ICU 治疗，3 天后患者意识逐渐恢复，抽搐症状消失。住院期间皮疹和记忆力下降症状逐渐好转，但出现四肢无力，行走困难，表现为肢体僵硬，痉挛性步态，呈进行性加重趋势。为求进一步诊治，遂来我院就诊，门诊以"痉挛性截瘫"收入我科。

（2）既往史：足月顺产，否认产时窒息史。7 岁时父母发现患者行走速度较同龄人偏慢，平衡较差，不能走直线，逻辑推理能力及理解反应力较差，但言语流利，对答切题，平素学习成绩中等偏下。

（3）家族史：否认家族遗传病史及类似疾病症状史。否认父母近亲结婚。

2. 体格检查

神志清楚，言语流利。记忆力、计算力及理解判断力正常。颅神经查体未见异常。双上肢肌力 5 级，双下肢近端肌力 4 级、远端肌力 3 级。双上肢肌张力正常，双下肢肌张力呈折刀样增高。双上肢腱反射活跃，双下肢膝反射亢进，跟腱反射减弱。双侧

Hoffmann 征、Rossolimo 征、Babinski 征（＋）。双下肢呈袜套样针刺觉减退，音叉振动觉减退。双侧指鼻试验稳准，双侧轮替试验灵活，双侧跟 – 膝 – 胫试验及 Romberg 征无法配合完成。可在他人搀扶下行走，呈痉挛性伴跨阈步态。双侧高弓足、足内翻及足下垂，双下肢小腿变细，双足及双手可见皮疹残痕。

3. 辅助检查

（1）血常规、便常规、生化、凝血、免疫 5 项、风湿 3 项、甲状腺功能等未见异常。

（2）血维生素 B_{12} 和同型半胱氨酸正常。

（3）腰椎穿刺：脑脊液压力、常规、生化检查正常。脑脊液及血自身免疫性脑炎相关抗体均阴性。

（4）极长链脂肪酸及促肾上腺皮质激素水平正常。

（5）脑电图：第 1 次（发病初期，13 年前）中度异常小儿脑电图提示局限性右侧前额、额、中央、前颞导病理波；第 2 次（发病 12 年）视频脑电图（24 小时）检查提示右侧前额、中颞、左侧前额、枕导异常波发放；第 3 次（发病 13 年）视频脑电图未见异常。

（6）肌电图：神经传导检查（nerve conduction study，NCS）提示所检双下肢神经性损害（感觉、运动纤维均受累，轴索损害为著）。F 波提示右胫神经潜伏期延长，余未见异常。H 反射提示右胫神经正常。提示下肢混合性感觉运动性多发性神经病。

（7）头颅 MRI 示轻度小脑萎缩（图 6.2A），颈椎和胸椎 MRI 示轻度脊髓变细（图 6.2B）。

（8）腓肠神经活检：周围神经的神经纤维中度减少（图 6.3）。

（9）尿液氨基酸分析：多种中性氨基酸的含量增加（表 6.1 中的患者 1）。

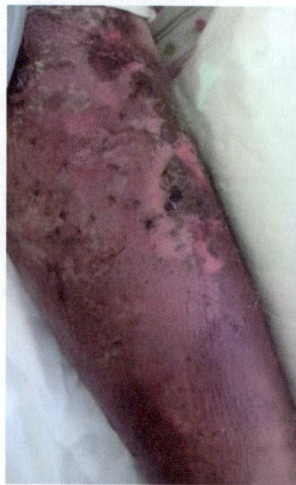

图 6.1 患者 1 皮疹

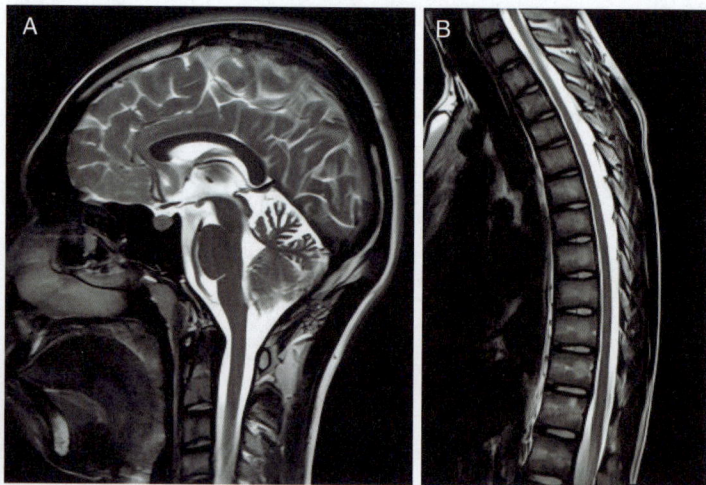

A. 头颅 MRI 示小脑萎缩；B. 脊髓 MRI 示脊髓变细。
图 6.2 患者 1 MRI 表现

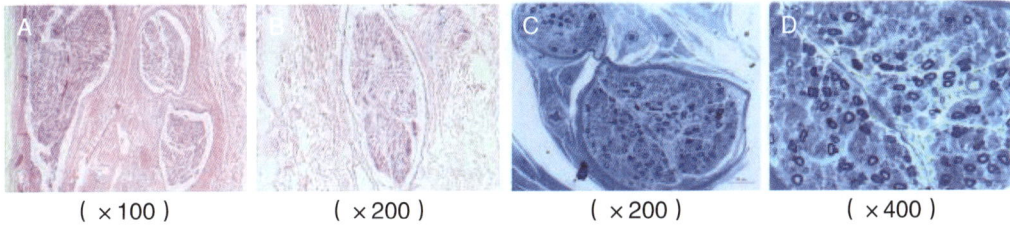

| （×100） | （×200） | （×200） | （×400） |

神经纤维中度减少（A、B. HE 染色；C、D. 甲苯胺蓝染色）。

图 6.3　患者 1 腓肠神经活检结果

表 6.1　尿液中的氨基酸分析

		患者 1 (μmol/mmol Cr)	患者 2 (μmol/mmol Cr)	正常范围 (μmol/mmol Cr)
中性氨基酸	丙氨酸	505.32	284.05	34.35
	谷氨酰胺	160.28	439.27	21.4
	组氨酸	211.81	119.69	65.99
	亮氨酸	358.21	423.98	4.98
	丝氨酸	275.17	643.09	49.19
	色氨酸	20.44	19.37	3.45
	酪氨酸	37.72	133.15	9.88
	苏氨酸	314.15	270.50	24.12
	苯丙氨酸	223.27	236.17	9.45
	缬氨酸	419.83	427.03	30.3
其他中性氨基酸	精氨酸	2.43	3.24	1.56
	半胱氨酸	0.12	0.27	0.10
	谷氨酸	32.17	134.70	5.68
	甘氨酸	542.56	461.32	716.10
	甲硫氨酸	45.54	55.39	1.54
	天冬氨酸	7.47	8.15	3.20
	脯氨酸	8.65	32.98	6.05
比值 HAA[a]/OAA[b]		3.94	4.3	0.35

HAA[a]：Hartnup 氨基酸，OAA[b]：其他氨基酸。

4. 基因检测分析

Trio全外显子测序分析结果提示，在 *SLC6A19* 基因存在复合杂合变异：NM_001003841.2：c.1379–1G ＞ C；NM_001003841.2：c.533G ＞ A（p.Arg178Gln）。

（1）基因 – 疾病关系证据（*SLC6A19*）：肯定。

（2）ACMG评级：NM_001003841.2：c.1379–1G ＞ C, PAT, PVS1+PM2_Supporting+PP4（未报道）；NM_001003841.2：c.533G ＞ A（p.Arg178Gln）, LP, PM3+PM2_Supporting+PP1+PP3+PP4（未报道）。

（3）Sanger测序验证证实患者携带的突变为复合杂合突变（图6.4）。

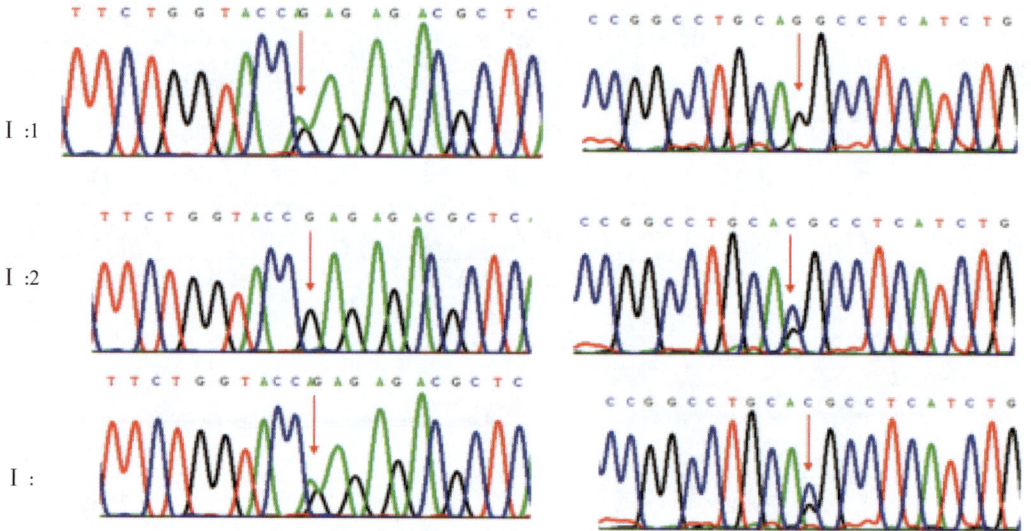

图 6.4　患者 1 *SLC6A19* 基因变异 ［c.533G ＞ A（p.Arg178Gln）和 c.1379–1G ＞ C ］

5. 诊断

（1）定位诊断：癫痫发作，记忆力下降，定位于大脑皮层；行走困难，双下肢腱反射亢进，双下肢肌张力增高，双侧 Babinski 征（＋），定位于双侧皮质脊髓束；双下肢对感觉不敏感，袜套样针刺觉减退，结合肌电图和腓肠神经活检结果定位于周围神经。

（2）定性诊断：患者青年男性，病史较长，临床症状较复杂多变。主要临床症状表现为癫痫发作，轻度认知功能下降，双下肢痉挛性截瘫和周围神经功能障碍等神经系统损害症状。反复出现皮疹。虽然缺乏阳性家族史，但患者从小行走速度较同龄人偏慢，平衡较差，不能走直线，逻辑推理能力及理解反应力较差，提示遗传代谢病可能性大。发作性行走不稳，反复出现的光敏性皮疹，尿液中的氨基酸分析显示多种中性氨基酸的含量增加（表6.1 患者1），考虑 Hartnup 病可能性大，鉴别诊断需除外复杂型遗传痉挛性截瘫等疾病。

（3）基因 – 表型匹配诊断如下。

临床角度：据报道，*SLC6A19* 基因突变可导致全面发育迟缓、不规则色素沉着、脑电图异常、癫痫发作、皮疹、光敏性皮损、智力障碍、共济失调、反射亢进、中性高氨基酸尿、肌张力增高等表型，这与本例患者的核心表型高度匹配（表 6.2 中的患者 1）。

遗传学角度：根据 ACMG 指南，本患者的突变被预测有害（PAT 和 LP），且符合复合杂合突变。

功能学角度：动物模型研究表明，Slc6a19–/– 小鼠的生长曲线与杂合子和野生型小鼠相比有所下降。Slc6a19–/– 小鼠在改变饮食中的蛋白质含量后不能保持体重，而且它们对喂食 – 禁食周期的胰岛素反应迟钝。尿液中的中性氨基酸在野生型小鼠中低于检测水平，但在 Slc6a19–/– 小鼠中却很高。在野生型小鼠中观察到 Na（＋）依赖性的亮氨酸摄取，但在 lc6a19–/– 小鼠中没有观察到。Slc6a19–/– 小肠中完全没有 Na（＋）依赖性的亮氨酸、谷氨酰胺、组氨酸和色氨酸的摄取（表 6.1 中的患者 1）。

综上所述，本例患者诊断为 Hartnup 病。

表 6.2　基因 – 表型匹配度分析

在线人类孟德尔遗传数据库（OMIM）	患者 1 症状	匹配度（9/13）	患者 2 症状	匹配度（9/13）
遗传方式				
一常染色体隐性遗传	常染色体隐性遗传	☑	常染色体隐性遗传	☑
生长发育				
身高				
一身材矮小（在一些患者中）				
头部和颈部				
嘴				
一萎缩性舌炎（罕见）				
皮肤、指甲和头发				
皮肤				
一光敏性皮炎	光敏性皮疹	☑	光敏性皮疹	☑

续表

在线人类孟德尔遗传数据库（OMIM）	患者 1 症状	匹配度 (9/13)	患者 2 症状	匹配度 (9/13)
神经学				
中枢神经系统				
—间歇性小脑共济失调	不能走直线	☑	行走困难	☑
—癫痫发作	发作性抽搐 13 年	☑	曾出现不认识家人，眼神呆滞，提问不答，流口水	☑
—肌张力高	双下肢肌张力检查稍增高	☑	双下肢肌张力升高	☑
—认知发育迟缓	逻辑推理能力及理解反应力较差	☑		
周围神经系统				
—深部肌腱反射增加	足底烫伤，无疼痛刺激感；曾出现大小便失禁。双下肢末端浅感觉减退，呈袜套状	☑	双侧腱反射增加	☑
行为精神表现				
—情绪不稳定				
—精神病			多次出现不认识家人	☑
实验室异常				
—中性高氨基酸尿症	尿液中的氨基酸分析显示多种中性氨基酸的含量增加	☑	尿液中的氨基酸分析显示多种中性氨基酸的含量增加	☑
分子基础				
—由系统 B（0）中性氨基酸转运体 -1 基因突变引起（*SLC6A19*，608893.0001）	NM_001003841.2:c.1379-1G>C；NM_001003841.2:c.533G>A（p.Arg178Gln）	☑	NM_001003841.2:c.1433delG（p.Gly478AlafsTer44）NM_001003841.2:c.811G>A（p.Ala271Thr）	☑

6. 治疗

给予高蛋白饮食，口服烟酸治疗。皮疹明显好转，随访 2 年未复发皮疹，行走能力部分恢复。

（二）患者 2

1.病史

（1）现病史：患者 10 年前无明显诱因出现行走困难，寒冷、受凉时加重，行走约 100 米时自觉腰部无力，伴下肢僵硬，不能继续行走，站立休息数分钟即可好转。未进行诊治。10 个月前无明显诱因出现不认识家人，反应迟钝，否认发热，否认肢体抽搐，持续约半月后自行缓解。8 个月前再次出现不认识家人，眼神呆滞，提问不答，流口水，否认发热，否认肢体抽搐，否认胡言乱语。上述症状进行性加重，睡眠增多，反应迟钝，同时出现口周皮疹，皮疹面积持续扩大至颜面及双手、双足、生殖器，呈糙皮样皮损表现，未至医院治疗。约 1 个月前患者反应迟钝症状逐渐好转，能认识家人，就诊于当地医院，行头颅 MRI 检查结果回报未见明显异常，腰椎穿刺检查脑脊液压力不详，脑脊液常规、生化未见异常，诊断"代谢性脑病、周围神经病"，进行补充维生素、白蛋白治疗后患者反应迟钝基本好转，与家人正常交流，自主吃饭，但遗留双下肢无力、僵硬，行走困难，不伴大小便障碍，不伴感觉异常。为求诊治收入我科。患者自发病以来饮食，睡眠无明显变化，大小便正常，体重无下降。

（2）家族史：否认家族遗传病史及类似疾病症状史。否认父母近亲结婚。

（3）个人生活史：饮食以面食为主。不喜吃肉和喝牛奶。

2. 体格检查

神志清楚，言语流利，近记忆力、计算能力差。简易智力状态检查量表（mini-mental state examination，MMSE）为 27 分，蒙特利尔认知评估量表（Montreal cognitiue assessment，MOCA）为 23 分。颅神经检查未见明显异常。四肢肌力 5 级，双上肢肌张力正常，双下肢肌张力升高，双上肢腱反射活跃，双下肢腱反射亢进，髌阵挛、踝阵挛（＋），双侧 Babinski 征（＋）。深、浅感觉检查未见明显异常，痉挛性步态，双侧高足弓。

3. 辅助检查

（1）头颅 MRI：双侧小脑轻度萎缩。

（2）脑电图：全导联慢波增多，调节调幅差。

（3）肌电图：NCS 提示四肢呈周围神经性损害（感觉、运动神经均受累，髓鞘为著），H 反射提示右胫神经未引出肯定波形。

（4）尿氨基酸分析：多种中性氨基酸水平增加（表 6.1 患者 2）。

4. 基因检测分析

Trio 全外显子测序分析结果提示，在 *SLC6A19* 基因存在可能复合杂合突变：10 号外显子的移码突变［NM_001003841.2：c.1433delG（p.Gly478AlafsTer44）］，6 号外显子的错义突变［NM_001003841.2：c.811G ＞ A（p.Ala271Thr）］（图 6.5）。

（1）基因 – 疾病关系证据（*SLC6A19*）：肯定。

（2）ACMG 评级：NM_001003841.2：c.1433delG（p.Gly478AlafsTer44），PAT，PVS1+PM2_Supporting+PP4（未报道）；NM_001003841.2：c.811G ＞ A（p.Ala271Thr），LP，PM3+PP1+PM2_supporting+PP3 +PP4（未报道）。

（3）Sanger 测序验证证实患者携带的突变为复合杂合突变（图 6.5B）。

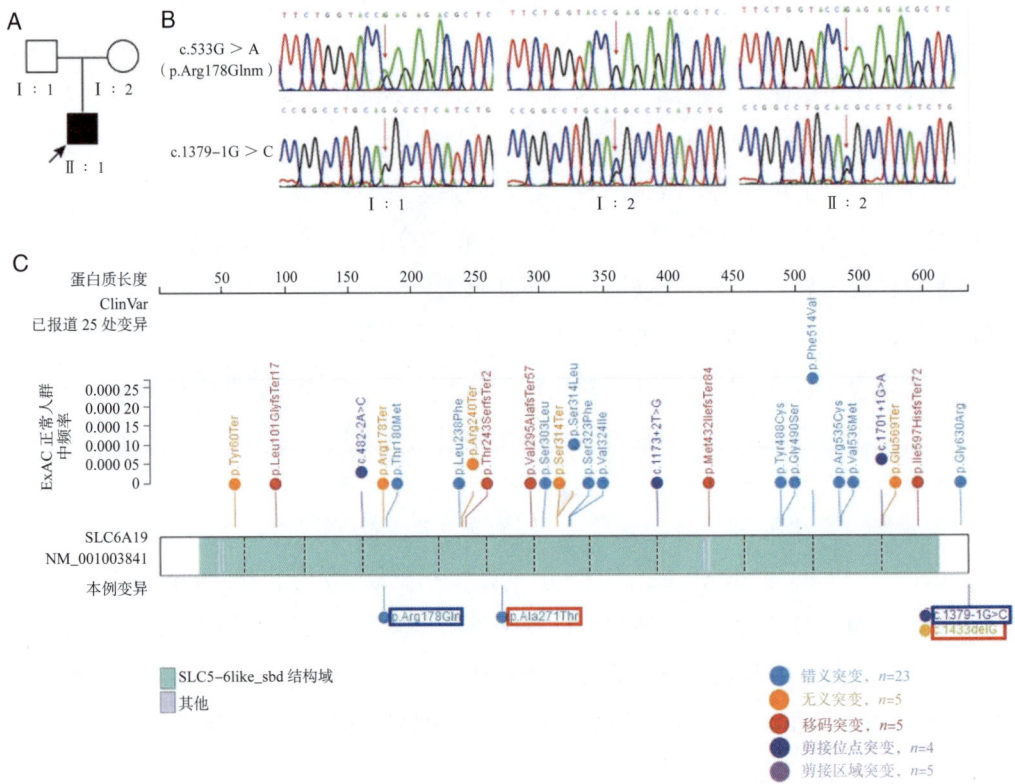

A. 家系图；B. Sanger 验证结果；
C. ClinVar 报道 *SLC6A19* 变异位点分布及本例报道的突变位点（红色方框内标记）。
图 6.5　基因检测结果及已报道位点汇总

5. 诊断

（1）定位诊断：行走困难，双下肢腱反射亢进，肌张力增高，髌阵挛（＋），双侧 Babinski 征（＋），定位于双侧皮质脊髓束；记忆力、计算力下降，定位为大脑皮层；双侧踝反射减低，结合肌电图结果定位于周围神经。

（2）定性诊断：青年男性，儿童期起病，病史较长，临床症状较复杂。有认知障碍、锥体束损害，周围神经损害，全身多处糙皮样皮损表现。虽然缺乏阳性家族史，但患者发病年龄较早，神经系统损害合并糙皮样皮损，症状有波动，提示遗传代谢病可能性大。尿液中的氨基酸分析显示多种中性氨基酸的含量增加（表 6.1 患者 2），考虑 Hartnup 病可能性大。鉴别诊断需除外复杂型遗传痉挛性截瘫等疾病。

（3）基因–表型匹配诊断如下。

临床角度：据报道，*SLC6A19* 基因突变可导致的临床表现与本例患者的核心表型高度匹配（表 6.2 中的患者 2）。

遗传学角度：根据 ACMG 指南，本例患者突变被预测有害（PAT、LP），且符合复合杂合突变。

功能学角度：分析参见患者 1。

综上所述，本例患者诊断为 Hartnup 病。

6. 治疗

给予高蛋白饮食，口服烟酸治疗。皮疹明显好转，随访 2 年未复发皮疹，行走能力部分恢复。

【专家点评】

1. Hartnup 病临床表现

Hartnup 病是一种罕见的常染色体隐性遗传病，因肠道和肾脏的运输蛋白功能受损导致中性氨基酸的丢失，从而表现出皮肤和神经系统症状。间歇性糙皮病样皮疹和小脑共济失调被报告为其特征性症状；其他不常见的症状包括焦虑、抑郁、轻度智力障碍、复视和癫痫，偶尔有报道。据笔者及所在团队所知，锥体束和外周神经的损伤之前未被报道过。这两个患者的进行性痉挛性截瘫容易被误诊为复杂的遗传性痉挛性截瘫，而且其周围神经体征也很突出。肌电图和腓肠神经活检的病理结果显示，存在混合性感觉运动的多发性神经病变。综上所述，笔者及所在团队报告的病例表明，Hartnup 病中的氨基酸代谢异常可导致包括中枢和周围神经系统的广泛而持久的神经系统损害。

2. Hartnup 病发病机制

Hartnup 病引起广泛的神经系统症状的确切原因仍未确定。色氨酸是犬尿氨酸（一个复杂代谢途径的中间代谢物）的前体，该代谢通路的最终产物是烟酸、二氧化碳、犬尿酸和黄尿酸。色氨酸的丢失会导致色氨酸缺乏并加重烟酸缺乏。此外，烟酸是烟酰胺腺嘌呤二核苷酸（nicotinamide adenine dinucleotide，NAD）和烟酰胺腺嘌呤二核苷酸磷酸（nicotinamide adenine dinucleotide phosphate，NADP）的一个组成部分，NAD 和 NADP 都参与了从糖酵解到甾醇生物合成的无数生化反应。形成锥体束的运动神经元特别容易受到代谢紊乱的影响，而烟酸的缺乏先前已被证明在酒精中毒患者的周围神经病变中起着重要作用。因此，Hartnup 病中的锥体束和周围神经损害可能与烟酸缺乏有关。色氨酸也是神经递质 5- 羟色胺的前体，饮食中缺乏色氨酸会导致脑部 5- 羟色胺水平低下和神经功能改变。这可能解释了在严重的皮疹和脑病发作期间，血液中的色氨酸和组氨酸水平下降，而在这些症状恢复后又上升的现象。

3. Hartnup 病致病基因

Hartnup 病致病基因为 *SLC6A19*，其位于 5p15.33。目前该基因突变的类型可有错义突变、剪接位点突变、移码突变和无义突变，最常见的突变是 p.D173N（c.517G ＞ A）。本两例病例报道的突变是未被报道过的突变。患者 1 是 c.533G ＞ A（p.Arg178Gln）和 c.1379–1G ＞ C 的复合杂合突变，c.1379–1G ＞ C 导致剪接位点的丢失。患者 2 携带 c.1433delG（p.Gly478AlafsTer44）和 c.811G ＞ A（p.Ala271Thr）突变，p.Gly478AlafsTer44 和 p.Ala271Thr 位于 SLC6A19 蛋白的跨膜结构域。这里的所有变异都被预测为具有破坏性（PolyPhen2 和 SIFT），并且在东亚人口数据库（包括 ExAC、GnomAD genomes、GnomAD exomes 和 1000 genomes 数据库）中没有出现过。Hartnup 病早期诊断是早期治疗的关键。一旦诊断明确，应尽快开始治疗以防临床发作和严重表型的发展。

【参考文献】

[1] BARON D N，DENT C E，HARRIS H，et al. Hereditary pellagralike skin rash with temporary cerebellar ataxia，constant renal amino–aciduria，and other bizarre biochemical features[J]. Lancet，1956，271：421–428.

[2] HASHMI M S，GUPTA V. Hartnup disease[M].Treasure Island (FL)：StatPearls Publishing，2023.

[3] BRÖER A，JUELICH T，VANSLAMBROUCK J M，et al. Impaired nutrient signaling and body weight control in a Na+ neutral amino acid cotransporter（Slc6a19）– deficient mouse[J]. Journal of biological chemistry，2011，286（30）：26638–26651.

[4] CHEON C K，LEE B H，KO J M，et al. Novel mutation in SLC6A19 causing late–onset seizures in Hartnup disorder[J]. Pediatric neurology，2010，42（5）：369–371.

[5] WEI Y，ZHOU Y，YUAN J，et al. Treatable cause of hereditary spastic paraplegia：eight cases of combined homocysteinaemia with methylmalonic aciduria[J].

Journal of neurology，2019，266（10）：2434-2439.

[6] YAO K，FANG J，YIN Y L，et al. Tryptophan metabolism in animals：important roles in nutrition and health[J]. Front Biosci（Schol Ed），2011，3（1）：286-297.

[7] FENNELLY J，FRANK O，BAKER H，et al. Peripheral neuropathy of the alcoholic：I，aetiological role of aneurin and other B-complex vitamins[J]. British medical journal，1964，2（5420）：1290.

[8] SEOW H F，BRÖER S，BRÖER A，et al. Hartnup disorder is caused by mutations in the gene encoding the neutral amino acid transporter SLC6A19[J]. Nature genetics，2004，36（9）：1003-1007.

[9] KLETA R，ROMEO E，RISTIC Z，et al. Mutations in SLC6A19，encoding B0AT1，cause Hartnup disorder[J]. Nature genetics，2004，36（9）：999-1002.

病例 7

TTPA 复合杂合突变导致共济失调伴维生素 E 缺乏症

【概述】

常染色体隐性遗传共济失调是一大组以小脑性共济失调为核心表现的疾病谱，因其临床表现多样、病因复杂、常规检查较难确诊等原因，目前对其认识相对匮乏及诊断率低；其中，有一大类代谢性共济失调在给予补充治疗后可以有效延缓疾病进展，以维生素 E 缺乏、维生素 B 缺乏，以及辅酶 Q_{10} 缺乏症为代表。目前对于共济失调伴维生素 E 缺乏症（OMIM：277460）的遗传及临床特点认识十分匮乏，报道病例数少，本文提供一例新的复合杂合变异所致共济失调伴维生素 E 缺乏症，并进行简要的文献回顾。

【病历摘要】

患者，男，32 岁，因"进行性走路不稳 10 年"就诊。主要表现为进行性走路不稳，由走直线及窄道不稳起病，缓慢发展至走路明显摇晃，后出现脚踩棉花感，闭眼及天黑时不稳症状加重，伴有言语欠清。既往史、出生史、生长发育史及家族史无特殊。查体以共济失调为突出特点，合并深感觉障碍、腱反射减弱及锥体束征。辅助检查中血清维生素 E 明显下降，其他脂溶性维生素水平正常；头颅 MRI 显示小脑稍欠饱满。

【临床资料】

1. 病史

（1）现病史：患者，男，32 岁，主要表现为 10 年前无明显诱因出现走路不稳，由走直线及窄道不稳起病。起初表现为发现自己走路肩不稳，后逐渐缓慢发展至走宽路也不稳，现走路明显摇晃。近年出现脚踩棉花感，闭眼及天黑时不稳症状加重，伴有言语欠清，表现为语音语调低，说话含糊，言语表达及理解不受影响，无视物不清、皮肤异常、不自主运动、抽搐。患者 1 年前就诊于当地医院神经科，查头颅 MRI 提示小脑萎缩，诊断不明，建议行平衡功能康复训练。患者不规律行康复训练，症状仍持续加重。现为进一步诊治，至我院神经科就诊。

（2）既往史：无特殊。

（3）出生史及生长发育史：足月顺产，大运动及智能发育正常，从小跑跳能力处于正常水平。

（4）家族史：父母否认近亲结婚，均体健，家族中无类似表现。

2. 体格检查

神志清楚，言语欠清，双侧瞳孔等大等圆，对光反射灵敏，未见毛细血管扩张，各向眼动充分，余颅神经检查无异常。四肢肌力 5 级，肌张力正常。四肢腱反射减弱。双侧 Babinski 征（+）。浅感觉查体未见异常。四肢关节位置觉及音叉振动觉减退。双侧指鼻、跟 – 膝 – 胫试验欠稳准，轮替试验笨拙，一字步不能，Romberg 征（+）。

3. 辅助检查

（1）血常规、电解质、肝功能、肾功能、心肌酶、肌酶、血脂、同型半胱氨酸、维生素 B_{12}、叶酸、甲胎蛋白等常规实验室检验未见明显异常。维生素 A、维生素 D、维生素 K 正常，维生素 E 明显降低。

（2）脑脊液常规、生化、免疫、副肿瘤、自身免疫性脑炎抗体未见异常。

（3）头颅 MRI：小脑稍欠饱满（图 7.1）。

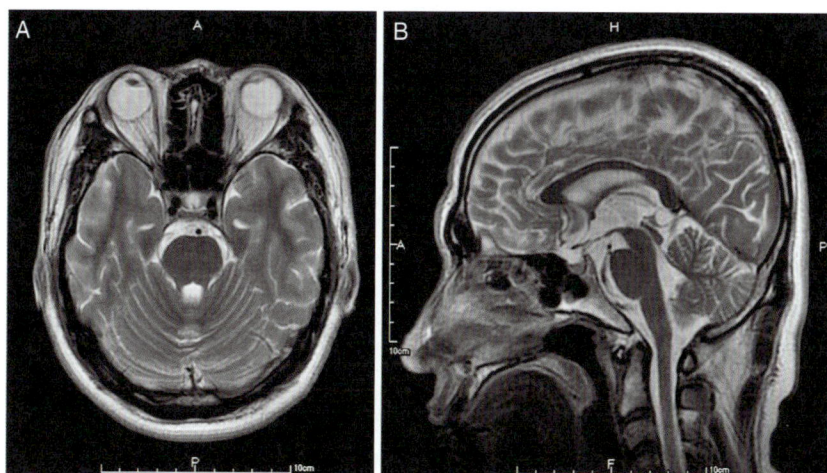

图 7.1　头颅 MRI 显示小脑稍欠饱满

4. 基因检测分析

Trio 全外显子测序分析结果提示在 *TTPA* 基因存在可能复合杂合突变：2 号外显子（共 5 个外显子）的移码突变［NM_000370.3：c.339delA（p.Val114PhefsTer22）］，6 号外显子的错义突变［NM_000370.3：c.499C＞G（p.His167Asp）］（图 7.2）。

（1）基因 – 疾病关系证据（*TTPA*）：强。

（2）ACMG 评级。NM_000370.3：c.339delA（p.Val114PhefsTer22），PAT，PVS1+ PM2_Supporting+PP3+PP4（未报道）；NM_000370.3：c.499C＞G（p.His167Asp），VUS，PM3+PM2_supporting+PP3+PP4（贝叶斯评分 81.2%）。

（3）Sanger 测序验证证实患者携带的突变为复合杂合突变。

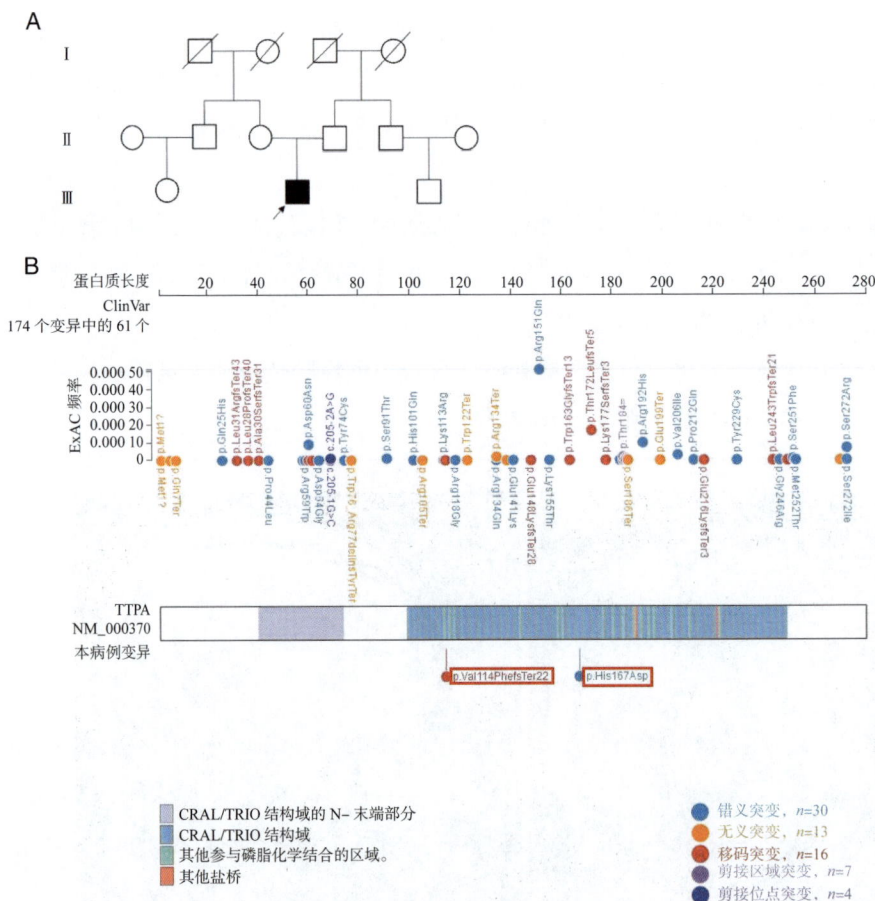

A. 家系图；B. ClinVar 报道 *TTPA* 变异位点分布及本例报道的突变位点（红色方框内标记）。

图 7.2　家系图及已报道位点汇总

5. 诊断

（1）定位诊断：言语不清，语音语调低，双侧指鼻、跟 – 膝 – 胫试验欠稳准，轮替试验笨拙，一字步不能，Romberg 征阳性，定位于双侧小脑半球及其联系纤维；双侧 Babinski 征（＋），定位于双侧皮质脊髓束；四肢关节位置觉及音叉振动觉减退，定位于四肢感觉大纤维。

（2）定性诊断：青年男性，慢性起病，行走不稳伴语音语调低，言语不清；查体表现为小脑、双侧皮质脊髓束、周围神经受损；头颅 MRI 提示小脑欠饱满。在相关基因结果回报前需与以下疾病进行鉴别：①共济失调伴选择性维生素 E 缺乏症（ataxia with isolated vitamin E deficiency，AVED），此病是生育酚转移蛋白基因突变引起的维生素 E 缺乏，临床主要表现为共济失调、构音障碍、本体觉和振动觉减低、肌张力低下、腱反射减低。本例患者的核心临床表型、辅助检查均符合，故首先考虑，还需完善基因检测。②获得性维生素 E 缺乏症，因某些消化道疾病，如克罗恩病、胰腺外分泌功能不全及肝病，导致脂肪吸收障碍，影响维生素 E 的吸收。本例患者维生素 E 缺乏明显，故考虑此病可能，需进一步行胃肠道检查以明确诊断。③亚急性联合变性，此病是维生素 B_{12} 缺乏而引起的神经系统病变，患者临床表现以共济失调和锥体束损害为主，故考虑此病可能，需进一步行维生素 B_{12} 检测、内因子抗体和壁细胞抗体检查以排除。

（3）基因 – 表型匹配诊断如下。

临床角度：患者青年起病，表现为逐渐缓慢进展的小脑性共济失调，伴有深感觉障碍、构音不清、腱反射减弱，血清维生素 E 明显降低，小脑欠饱满，家族史无特殊，从临床上需考虑常染色体隐性遗传共济失调（表 7.1）。

遗传学角度：全外显子二代测序发现了 *TTPA* 复合杂合突变，分别来自患者父母，根据 ACMG 指南，一个位点突变被预测为 PAT，另一个位点预测为 VUS，但贝叶斯评分为 81.2%，非常接近致病阈值（90%）。

功能学角度：由 *TTPA* 基因编码的 α- 生育酚转运蛋白（α-tocopherol transporter protein，α-TTP）定位于高尔基体，能结合生育酚并将其转移至极低密度脂蛋白（very low-density lipoprotein，VLDL）。生育酚是维生素 E 的 8 种结构中具有生理功能的最主要形式，其可再被 VLDL 转运到神经系统，发挥正常生理作用。*TTPA* 纯合 / 复合杂合突变导致 α-TTP 功能障碍，进而导致血清维生素 E 水平下降，生育酚不能正常转运到神经系统，出现一系列的中枢及周围神经受损表现。

表 7.1　基因 – 表型匹配度分析

在线人类孟德尔遗传数据库（OMIM）	患者症状	匹配度（6/10）
神经		
—脊髓小脑性共济失调	小脑性共济失调	☑
—反射消失	四肢腱反射减弱	☑
—本体感觉缺失	本体感觉丧失	☑
皮肤		
—黄斑瘤		
—肌腱黄瘤		
实验室异常		
—未检测到血清维生素 E	维生素 E 明显降低	☑
—高血清胆固醇、甘油三酯和 β– 脂蛋白		
—肝脏"生育酚结合蛋白"有缺陷		
遗传		
—常染色体隐性遗传	常染色体隐性遗传	☑
其他		
—足部	足部畸形	☑

综上所述，本病例诊断为共济失调伴选择性维生素 E 缺乏症。

6. 治疗

给予大剂量补充维生素 E，门诊随访 3 年，患者共济失调症状及 MRI 小脑萎缩均无明显进展。

【专家点评】

1. 对常染色体隐性遗传共济失调的认识不足

常染色体隐性遗传共济失调多于儿童期或青少年期起病，主要表现为进行性平衡障碍，可伴有构音障碍、吞咽困难、眼动障碍、不自主运动、认知功能障碍、癫痫等，病变主要累及小脑、脑干、中枢神经系统，其他部位及周围神经系统均可累及，还可伴有眼、耳、心脏、皮肤、内分泌等多器官和系统病变。由于患者通常缺乏家族史、临床异质性强、病因复杂，国内对于常染色体隐性遗传共济失调的认识远远不如脊髓小脑性共济失调（spinocerebellar ataxia，SCA）。

2. *TTPA* 突变所致家族性单纯性维生素 E 缺乏症

共济失调伴选择性维生素 E 缺乏症，又称家族性单纯性维生素 E 缺乏症，属于常染色体隐性遗传共济失调的一种，同时是一种代谢性共济失调。其致病基因 *TTPA* 突变使其编码的 α-TTP 功能障碍，α-TTP 不能结合生育酚（活性维生素 E 的主要形式）并将其转移至 VLDL，再转运到神经系统，最终导致一系列神经功能障碍。临床上本病以青少年起病的进行性小脑性共济失调为核心表现，多合并深感觉障碍、构音障碍、肢体震颤、吞咽困难等，少数患者可伴有心脏病变、视网膜色素变性、舌肌束颤、肌张力障碍、脊柱侧弯、弓形足、皮肤黄瘤病等，查体可见小脑性及深感觉性共济失调体征，常伴有腱反射减弱，可有锥体束征。由于 *TTPA* 基因只特异性影响维生素 E 代谢，其他脂溶性维生素（维生素 A/D/K）含量正常，负责转运脂溶性维生素的低密度脂蛋白含量也是正常的，这也是其疾病名称中"单纯性""选择性"的由来，可与其他继发性因素所致的所有脂溶性维生素缺乏及无 β 脂蛋白血症相鉴别。另外，其临床表现及遗传模式与 Friedreich 共济失调高度相似，常需要通过血清维生素 E 及基因检测结果排除 Friedreich 共济失调。

3. 本例患者临床特征

本病较为罕见，目前国内外报道仅数百例，无明确的发病率。从文献回顾来看，本病可见于拉丁美洲、北美、日本等地区，Ghada El Euch-Fayache 在 2013 年报道了目前最大的一组 132 名共济失调伴选择性维生素 E 缺乏症队列，总结了其遗传、临床及影像学特点，并提出 744delA 所致的移码突变是 *TTPA* 基因的热点突变，占所有已报道位点的 90% 以上。国内顾卫红教授于 2014 年在 160 例除外了 Friedreich 共济失调的常染色体隐性共济失调患者中，检测出 2 例共济失调伴选择性维生素 E 缺乏症患者。而本例患者否认父母近亲结婚，为 *TTPA* 复合杂合突变，两个突变位点均为未报道过的新位点。在确诊后开启大剂量维生素 E 补充治疗，并向患者提供遗传咨询，至今门诊随访 3 年，共济失调症状无明显进展。虽然本病无根治方案，但绝大部分患者在补充大剂量维生素 E 后症状不再进展，而且病程越短，补充治疗的有效性越高，符合代谢性共济失调的特点。由于维生素 E 检测在国内并非常规实验室化验项目，因此提高对本病临床特点的认识，做到早期识别、及时诊断、尽早干预，对避免造成患者不可逆的神经功能缺损具有重大意义。

【参考文献】

[1] GIBBONS R J, PICKETTS D J, VILLARD L, et al. Mutations in a putative global transcriptional regulator cause X-linked mental retardation with α-thalassemia（ATR-X syndrome）[J]. Cell, 1995, 80（6）: 837-845.

[2] MARIOTTI C, GELLERA C, RIMOLDI M, et al. Ataxia with isolated vitamin E deficiency: neurological phenotype, clinical follow-up and novel mutations in TTPA gene in Italian families [J]. Neurol Sci, 2004, 25（3）: 130-137.

[3] ZEA VERA A, LIU W, THOMAS C, et al. Pearls & Oy-sters: a novel presentation of ataxia with vitamin e deficiency caused by TTPA gene mutation [J]. Neurology, 2021, 96（4）: e640-e642.

[4] 郝莹, 顾卫红, 王国相, 等. 共济失调伴选择性维生素 E 缺乏症患者临床及基因突变特点 [J]. 中华神经科杂志, 2014, 47（2）: 90-95.

WASHC5 基因突变导致的痉挛性截瘫 8 型

【概述】

遗传性痉挛性截瘫是由多种不同基因突变引起的神经退行性疾病。痉挛性截瘫 8 型（spastic paraplegia 8，SPG8）是一种常染色体显性遗传性痉挛性截瘫（autosomal dominant hereditary spastic paraplegia，ADHSP），由 WASHC5 基因突变引起。SPG8 占遗传性痉挛性截瘫的 4% ～ 5%。其临床特点是下肢进行性痉挛，导致行走困难。SPG8 的症状比其他类型的遗传性痉挛性截瘫（hereditary spastic paraplegia，HSP）更严重，患者在 40 ～ 50 岁时无法自己行走。在此，笔者及所在团队描述 1 例 WASHC5 基因突变引起的常染色体显性痉挛性截瘫患者。

【病历摘要】

患者，女，31 岁，因"走路姿势异常 14 年，加重 2 年余"就诊。查体阳性体征：四肢肌力 5 级，双上肢肌张力正常，双下肢肌张力高，膝腱反射亢进，双侧 Babinski 征（＋）。母亲有类似症状，30 岁左右不能独走；舅舅、姨妈、姥姥有类似症状；有一个哥哥体健。头颅 MRI 示右侧额顶叶白质内异常信号，脊髓 MRI 示胸椎脊髓萎缩。肌电图未见神经源性或肌源性损害。

【临床资料】

1. 病史

（1）现病史：14 年前无明显诱因开始出现走路姿势异常，表现为双足尖着地。自觉双腿无力及僵硬。之后双下肢无力持续进展，右下肢较左侧重，走路略缓慢，易摔跛。下楼较上楼困难，蹲下起立时困难。仍可独立行走。近2年症状逐渐加重，不能独立行走，需助行器辅助，双上肢运动自如。

（2）既往史：年幼时曾患心肌炎，余无特殊。

（3）出生史及生长发育史：无特殊。

（4）家族史：母亲有类似症状，30岁左右不能独走；舅舅、姨妈、姥姥有类似症状；有一个哥哥体健。

2. 体格检查

神志清楚，言语流利，表情自如，眼动充分，高级皮层功能正常，余颅神经检查无异常。四肢肌力5级，双上肢肌张力正常，双下肢肌张力高，膝腱反射亢进，双侧Babinski征（+），痉挛步态。

3. 辅助检查

（1）头颅MRI：右侧额顶叶白质内异常信号（图8.1A、图8.1B）。

（2）胸椎MRI：胸段脊髓略细（图8.1C、图8.1D）。

（3）磁共振波谱成像（magnetic resonance spectrascopy，MRS）：右侧基底节区NAA、Cho和Cr峰下降（图8.1E、图8.1F）。

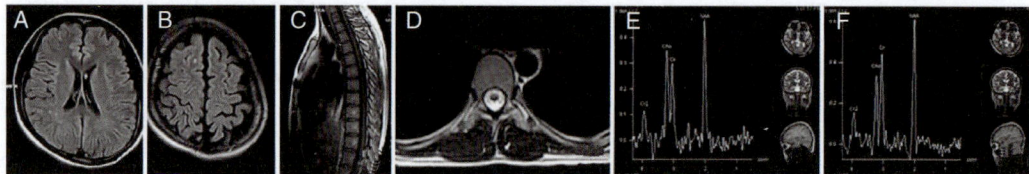

图8.1 影像学改变

（4）肌电图：未见神经源性或肌源性损害。

（5）视觉诱发电位与脑干听觉诱发电位：大致正常。

4. 基因检测分析

家系全外显子测序分析结果：*WASHC5*基因15号外显子（共29个外显子）存在错义突变 [NM_014846.4：c.1771T＞C（p.Ser591Pro）]（图8.2）。

（1）基因–疾病关系证据（*WASHC5*）：未知。

（2）ACMG评级：NM_014846.4：c.1771T＞C（p.Ser591Pro），PAT，PP1_Strong+PS4+PM2_Supporting+PP3+PP4。

（3）Sanger测序验证证实患者携带该突变，家系分析提示来源于母亲并符合共分离（4次）。

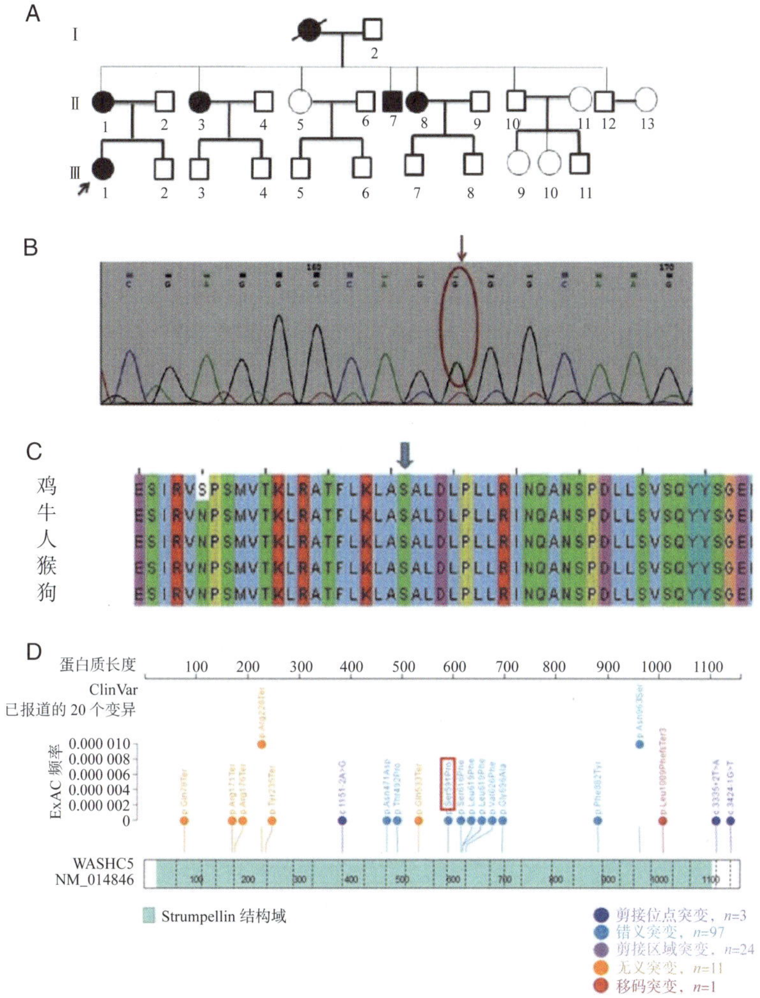

A. 家系图；B. Sanger 验证结果；C. 突变位置高度保守性；
D. ClinVar 报道 WASHC5 致病性突变位点分布（红框为本患者变异位点）。

图 8.2　基因检测结果及已报道位点汇总

5. 诊断

（1）定位诊断：双下肢肌张力高，膝腱反射亢进，双侧 Babinski 征（＋），定位于双侧皮质脊髓束。

（2）定性诊断：患者为青年女性，隐匿起病，缓慢进展，病程 14 年。主要症状为行走姿势异常，锥体束受累，胸椎 MRI 提示胸段脊髓略细，有类似疾病家族史，考虑诊断常染色体显性遗传性痉挛性截瘫。分析如下：①遗传性痉挛性截瘫（单纯型），患者为青年女性，表现为双下肢上运动神经元受累，无感觉障碍，无大小便障碍，无高级认知功能受损情况，母亲、舅舅、姨妈有类似病史，支持该诊断，无认知功能障碍、无眼球注视障碍及肌肉萎缩等情况，考虑遗传性痉挛性截瘫（单纯型）可能性大，需进一步行基因检测以证实；②原发性侧索硬化，患者有双下肢肌张力增高、腱反射亢进和病理反射阳性，故需与原发性侧索硬化鉴别，后者多于中年发病，不伴运动协调障碍，无弓形足，与此病不符合；③代谢性疾病如甲基丙二酸血症等，也可表现为痉挛性截瘫类似表现，多为青少年发病，有步态不稳，伴智力障碍、视力减退、痉挛步态、腱反射消失、癫痫发作等表现，该患者智力正常，无癫痫发作，不支持此诊断，可行血尿有机酸检查以排除。

（3）基因 – 表型匹配诊断如下。

临床角度：据报道，*WASHC5* 基因突变可导致以双下肢张力增高、痉挛性步态为主要特征的单纯型痉挛性截瘫。此与本例患者的核心表型高度匹配。

遗传学角度：根据 ACMG 指南，该突变被预测为可疑致病性突变。

功能学角度：在斑马鱼模型中证实，*WASHC5* 基因突变可导致运动障碍，抑制斑马鱼 *WASHC5* 基因的表达可引起卷曲尾型，伴运动神经轴突缩短。对抑制斑马鱼 *WASHC5* 基因的斑马鱼注射人野生型 WASHC5 mRNA 可纠正该表型，但遗传性痉挛性截瘫患者突变基因的 WASHC5 mRNA 不能纠正该表型。

综上所述，该病诊断为 *WASHC5* 基因突变导致的 SPG8（表 8.1）。

表 8.1　基因 – 表型匹配度分析

在线人类孟德尔遗传数据库（OMIM）	患者症状	匹配度 (11/20)
遗传方式		
—常染色体显性遗传	常染色体显性遗传	☑
泌尿生殖系统		
膀胱		
—尿急		
—尿失禁		
—括约肌功能紊乱		
骨骼		
脚		
—弓形足		

续表

在线人类孟德尔遗传数据库（OMIM）	患者症状	匹配度 (11/20)
肌肉，软组织		
—小腿萎缩		
神经		
中枢神经系统		
—下肢痉挛	下肢痉挛	☑
—下肢无力	下肢无力	☑
—上肢痉挛（一些患者）		
—痉挛步态	痉挛步态	☑
—反射亢进	反射亢进	☑
—伸足底反应	双侧 Babinski 征（＋）	☑
—外侧皮质脊髓束退化	胸段脊髓略细	☑
—腹股沟疝（Ⅱ型，先天性）		
周围神经系统		
—下肢振动觉减退		
杂项		
—发病隐匿	发病隐匿	☑
—进展性疾病	进展性疾病	☑
—严重表型	严重表型	☑
—肌肉萎缩（Ⅰ型）		
分子基础		
—由 *KIAA0196* 基因突变引起（*KIAA0196*，610657.0001）	*WASHC5* 复合杂合变异：NM_014846.4:c.1771T>C (p.Ser591Pro)	☑

6. 治疗

给予巴氯芬等对症改善肌张力，进行康复训练，提供遗传咨询。

【专家点评】

SPG8 是由 *WASHC5* 基因突变引起的，该基因编码 Strumpellin 蛋白，而 Strumpellin 蛋白的功能尚不确定。在笔者及所在团队研究的家系中，发现了 *WASHC5* 基因（C.1771T > C；P.Ser591Pro）的一个错义突变，蛋白功能预测（PolyPhen2 及 SIFT）该突变有害。脯氨酸为疏水性氨基酸，而取代的丝氨酸为亲水性氨基酸，提示该突变可能损害了 Strumpellin 蛋白的功能。*WASHC5* 的 S591P 变异体在系统发育上位于高度保守区。该变异是进化上保守的氨基酸变化，支持这一新突变的致病性。

临床上，本例患者和她的 5 名亲属表现为单纯型痉挛性截瘫，其表型与以前报道的 SPG8/WASHC5 相似，主要临床特征是锥体束缺损导致进行性下肢痉挛、小腿颤动感觉障碍。在以往的研究中，SPG8 连锁家系出现症状的平均年龄明显较大，发病年龄大多数为 20 ~ 60 岁，以 30 ~ 40 岁为主。如在一个拥有相同突变位点的 5 代 39 人的中国痉挛性截瘫家系中，有 8 人患病，发病年龄从 24 岁到 70 岁不等。而在本病例中，患者发病年龄较早，所在家系的 6 例患者中有 3 例在青少年时出现首发症状。SPG8 型患者的轮椅使用率明显高于其他痉挛性截瘫亚型。在既往的报道中，一个由 15 名患者组成的家庭中，有 10 人在 40 岁时使用轮椅；在另一个大家系中，15 名患者中有 6 名需轮椅辅助。在本例家系中，仅有 2 人需使用轮椅，先证者是在 29 岁开始需要轮椅辅助出行，余下的一名患者是在 31 岁时使用轮椅的。但是，在一个患有 SPG8 的荷兰大家系中，患者的临床症状明显轻于既往报道的成人起病的单纯型痉挛性截瘫。这些发现表明 SPG8 在常染色体显性遗传性痉挛性截瘫家系内和家系间均存在较强的临床异质性。

SPG8 是一种罕见的常染色体显性痉挛性截瘫。SPG8 患者的脑和脊髓 MRI 表现在以往研究中很少报道。先证者的脑 MRI 显示多个小的不对称的白质高信号，未见胼胝体萎缩。在 SPG5 的一份报告中发现了类似的脑部病变，此患者的脊髓 MRI 提示胸脊髓萎缩，这一发现与早期 SPG8 脊髓萎缩的证据是一致的。本家系先证者右侧基底节区 NAA、Cho 和 Cr 峰下降，左侧锥体束损害较明显。这些发现与脑部 MRS 的发现是一致的，然而脑 MRS 在 SPG8 中的发现以前未见报道。

综上所述，本家系 SPG8 的临床表现为单纯型痉挛性截瘫，发病年龄较早，症状逐渐进展。SPG8 是一种常染色体显性遗传的痉挛性截瘫，具有家系内及家系间临床异质性。

【参考文献】

[1] MCMONAGLE P，WEBB S，HUTCHINSON M. The prevalence of "pure" autosomal dominant hereditary spastic paraparesis in the island of Ireland[J]. Journal of neurology，neurosurgery & psychiatry，2002，72（1）：43-46.

[2] VALDMANIS P N，MEIJER I A，REYNOLDS A，et al. Mutations in the KIAA0196 gene at the SPG8 locus cause hereditary spastic paraplegia[J]. The American journal of human genetics，2007，80（1）：152-161.

[3] CHRESTIAN N，DUPRÉ N，GAN-OR Z，et al. Clinical and genetic study of hereditary spastic paraplegia in Canada[J]. Neurology genetics，2016，3（1）：e122.

[4] ROCCO P，VAINZOF M，FROEHNER S C，et al. Brazilian family with pure autosomal dominant spastic paraplegia maps to 8q：analysis of muscle beta 1 syntrophin[J]. American journal of medical genetics，2000，92（2）：122-127.

[5] VALDMANIS P N，MEIJER I A，REYNOLDS A，et al. Mutations in the KIAA0196 gene at the SPG8 locus cause hereditary spastic paraplegia[J]. The American journal of human genetics，2007，80（1）：152-161.

[6] PAGON R A，ADAM M P，ARDINGER H H，et al. Spastic Paraplegia 8[M]. Seattle：University of Washington，1993.

[7] 黎根，青颖，等 . 一个遗传性痉挛性截瘫家系 KIAA0196 基因的突变分析与追溯 [J]. 中华医学遗传学杂志，2019，36（6）：584-587.

[8] HEDERA P，DIMAURO S，BONILLA E，et al. Phenotypic analysis of autosomal dominant hereditary spastic paraplegia linked to chromosome 8q [J]. Neurology，1999，53（1）：44.

[9] REID E，DEARLOVE A M，WHITEFORD M L，et al. Autosomal dominant spastic paraplegia：refined SPG8 locus and additional genetic heterogeneity[J]. Neurology，1999，53（8）：1844.

[10] SUSANNE T，VERMEER S，BUIJSMAN W，et al. Pure adult-onset spastic paraplegia caused by a novel mutation in the KIAA0196（SPG8）gene[J]. Journal of neurology，2013，260（7）：1765-1769.

[11] BIANCHERI R，CICCOLELLA M，ROSSI A，et al. White matter lesions in spastic paraplegia with mutations in SPG5/CYP7B1[J]. Neuromuscular disorders，2009，19（1）：62-65.

病例 9

CYP27A1复合杂合突变导致脑腱黄瘤病

【概述】

脑腱黄瘤病（cerebrotendinous xanthomatosis，CTX），是一种少见的常染色体隐性遗传的脂质沉积疾病。此病由于 *CYP27A1* 基因突变，导致胆汁酸合成障碍，胆固醇和二氢胆固醇蓄积。脂肪沉积几乎累及各个系统，并在中枢神经系统、眼、肌腱、皮肤、肺和骨骼中形成黄瘤、结节和斑块，临床特征为慢性腹泻（婴幼儿期即可出现）、青少年白内障（约 75% 的患者在 10 岁左右发现）、黄色素瘤（多发生在跟腱，也可在其他肌腱处出现）、动脉粥样硬化和冠心病，神经系统症状包括智能障碍、共济失调、锥体束征等。脑腱黄瘤病早期出现的症状，如腹泻、白内障等，特异性不高，并与其他更常见的疾病症状有重叠，如强直性肌营养不良、谷固醇血症等，因此脑腱黄瘤病容易被漏诊或误诊。在此报道 1 例 *CYP27A1* 基因复合杂合突变导致的脑腱黄瘤病，以加深临床医师对该病的认识。

【病历摘要】

患者，女，30 岁，因"行走不稳 27 年"就诊。主要表现为进行性行走不稳。既往史及家族史无特殊。查体示白内障、共济失调、双侧锥体束征，跟腱瘤样改变。辅助检查中头颅 MRI 提示小脑双侧对称脂质沉积；血尿中胆固醇及植物固醇水平均增高。

【临床资料】

1. 病史

（1）现病史：患者，女，30 岁，因"行走不稳 27 年，发作性抽搐 25 年，智力障碍 23 年，行走不稳加重 5 个月"就诊。患者 27 年前出现走路不稳，难以走直线，尤其在不平坦的地面更严重，但日常生活不受限，仍可以自己走路、跑步。25 年前患者精神高度紧张后出现全身肢体抽搐伴意识不清，口吐白沫，双眼上翻，持续 5 ~ 6 秒好转，就诊于当地医院，行脑电图未见异常，未予治疗。此后又发作 2 次（10 岁，17 岁），表现类似，仍未治疗。23 年前上学后发现患者学习成绩差，智力、运动能力较其他人差。20 年前患者因写字难以写在正确的位置，至当地医院就诊，诊断为白内障，行双眼白内障手术，术后视力恢复良好，但学习成绩仍差。此后患者病情无明显变化。5 个月前患者自觉走路不稳较前加重，伴双下肢力弱、头晕，上楼梯时抬脚无力，右侧更严重，行走时身体向左侧偏斜。为进一步诊断到我院门诊就诊，以"共济失调"收入院。

（2）出生史及生长发育史：正常。

（3）家族史：父母否认近亲结婚，家族中无类似症状者。

2. 体格检查

神志清楚，言语流利，计算力、记忆力、定向力下降。双下肢近端肌力 5– 级，其余肢体肌力正常，四肢肌张力正常，四肢腱反射（++），双上肢 Rossolimo 征、双下肢病理征（+）。双侧指鼻试验、跟 – 膝 – 胫试验稳准。双侧深浅感觉未见异常。闭目难立征（+），一字步不能。双足可见高足弓，跟腱处、双上肢可触及肿物，肿物质硬、无压痛、固定。

3. 辅助检查

（1）脑腱黄色瘤检查报告：本次血液、尿液中胆固醇、植物固醇均高出正常值，谷固醇血症和脑腱黄色瘤不能排除。

（2）颈动脉超声检查：右侧锁骨下动脉斑块。

（3）头颅 MRI：双侧小脑半球对称性分布异常信号伴萎缩改变（图 9.1A、图 9.1B）。

（4）MRS：右侧小脑半球病变区可见脂峰（图 9.1C、图 9.1D）。

（5）肌电图 / 诱发电位：四肢所检神经呈周围神经性损害（运动及感觉纤维均受累），肌电图肌肉未见特征性改变。

（6）双足部 MRI 平扫：双侧跟腱增粗。

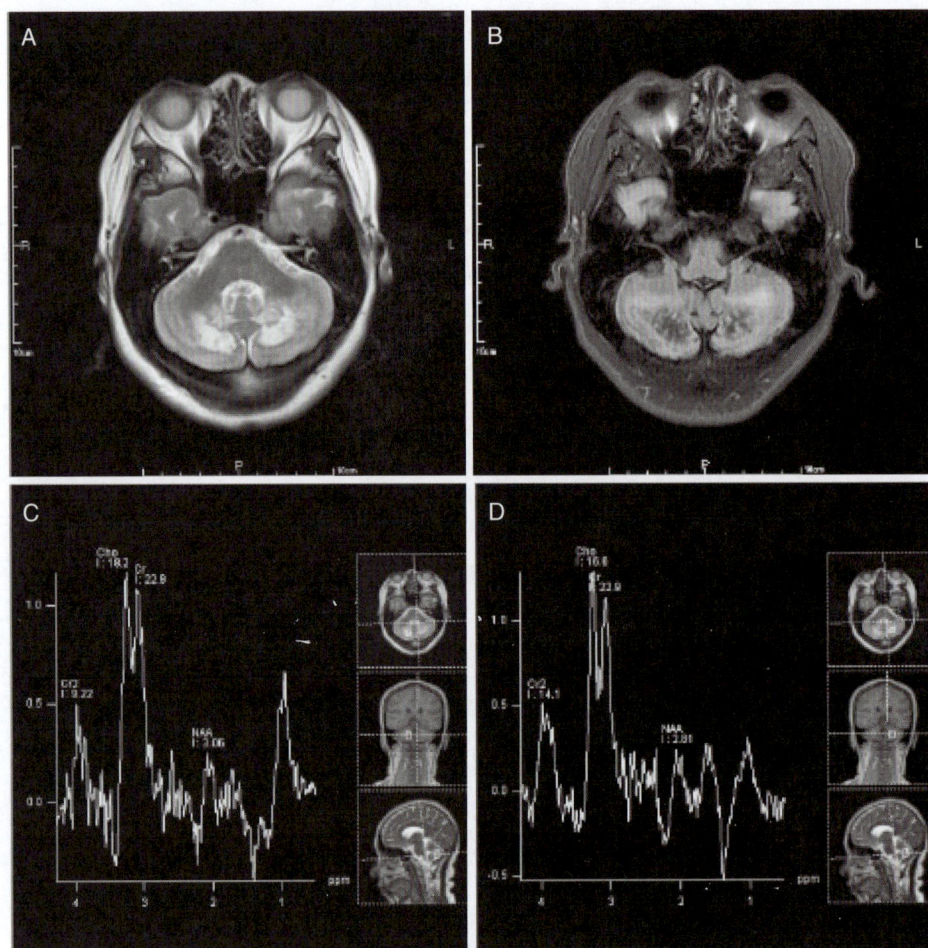

A. T$_2$ 像；B. T$_2$ Flair 像；C. 右小脑局部 MRS；D. 左小脑局部 MRS。

图 9.1　患者头颅 MRI 影像（2021-08-18）

4. 基因检测分析

单样本全外显子测序分析结果提示，*CYP27A1* 基因存在可能复合杂合突变：5 号外显子（共 9 个外显子）一处终止密码子突变［NM_000784.4：c.886C ＞ T（p.Gln296Ter）］，8 号外显子的移码突变［NM_000784.4：c.1374del（p.Arg459GlyfsTer35）］。

（1）基因 - 疾病关系证据（*CYP27A1*）：确定。

（2）ACMG 评级：NM_000784.4：c.886C ＞ T（p.Gln296Ter），PAT，PVS1+PM2_Supporting+PS4_Supporting+PP3+PP4（已报道 1 例，PMID：28937538）；NM_000784.4：c.1374del（p.Arg459GlyfsTer35），LP，PVS1_Moderate+PM3+PM2_Supporting+PP4（未报道）。

（3）Sanger 测序验证证实 *CYP27A1* 基因存在 2 个致病性突变，家系分析提示移码突变来源于父亲，终止密码子突变来源于母亲（图 9.2）。

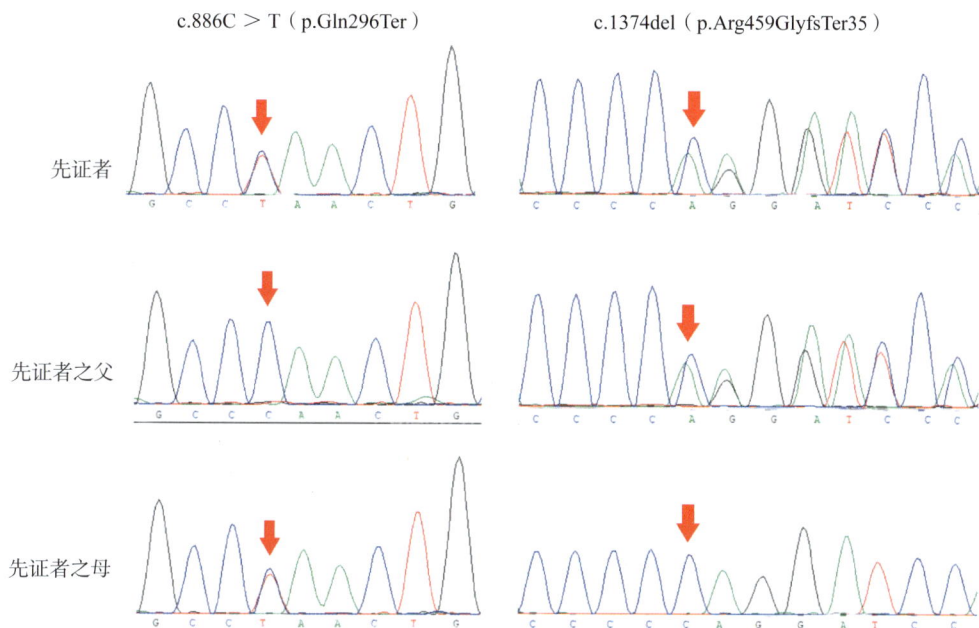

c.886C ＞ T（p.Gln296Ter） c.1374del（p.Arg459GlyfsTer35）

先证者

先证者之父

先证者之母

图 9.2　Sanger 测序验证结果

5. 诊断

（1）定位诊断：双眼视力下降，视野正常，瞳孔反射正常，考虑定位在眼内视光结构；记忆力、定向力、计算力减退，定位于广泛大脑皮层及其联系纤维；双侧病理征（＋），定位于双侧皮质脊髓束；闭目难立征（＋），指鼻、跟－膝－胫试验稳准，深感觉正常，定位于小脑半球蚓部。

（2）定性诊断：①脑腱黄瘤病，其主要表型有婴幼儿期慢性腹泻、青少年白内障、黄色素瘤（多发生在跟腱，也可在其他肌腱处出现）、动脉粥样硬化和冠状动脉心脏病，神经系统症状包括智能障碍、共济失调、锥体束征等，本例患者认知障碍、青少年白内障、共济失调、锥体束征、跟腱增粗符合脑腱黄瘤病的典型表型，故首要考虑，但仍需完善基因检测；②尼曼－匹克病，是一种罕见的常染色体隐性遗传糖脂代谢紊乱疾病，常有多部位受累证据，可有眼底樱桃红斑、猝倒发作、共济失调、认知障碍等表现，可完善骨髓穿刺或基因检测；③甲基丙二酸血症，是常染色体隐性遗传的维生素 B_{12} 代谢障碍性疾病，好发于青少年，可无家族史，主要表现为共济失调、精神异常、认知减退等神经系统受累表现，本例患者智力、运动发育异常，需考虑此病，进一步行血尿有机酸筛查，必要时行基因检测明确诊断。

（3）基因 – 表型匹配诊断如下。

临床角度：脑腱黄瘤病的主要表型有婴幼儿期慢性腹泻、青少年白内障、黄色素瘤（多发生在跟腱，也可在其他肌腱处出现）、动脉粥样硬化和冠心病，神经系统症状包括智能障碍、共济失调、锥体束征等。本患者符合脑腱黄瘤病的典型表型（表 9.1）。

表 9.1　基因型 – 表型匹配度分析

在线人类孟德尔遗传数据库（OMIM）	患者症状	匹配度（11/25）
遗传方式		
—常染色体隐性遗传	常染色体隐性遗传	☑
头部和颈部		
眼		
—青少年白内障	青少年白内障	☑
心血管		
心		
—心绞痛		
—心肌梗死		
呼吸系统		
肺		
—呼吸功能不全		
骨骼		
—骨质疏松		
四肢		
—肌腱黄色瘤（跟腱、胫骨结节）	跟腱黄瘤病	☑
—跟腱 MRI 示肌腱弥漫性肿大，T_1 和 T_2 加权图像中有多个高信号区域	双足部 MRI 示双侧跟腱增粗	☑
—骨折		
皮肤、指甲和头发		
皮肤		
—结节性黄色瘤		

续表

在线人类孟德尔遗传数据库（OMIM）	患者症状	匹配度（11/25）
一黄瘤		
神经		
中枢神经系统		
一痴呆	认知障碍	☑
一脊髓麻痹		
一小脑性共济失调		
一智力障碍	智力障碍	☑
一痉挛		
一假性延髓麻痹		
一精神症状（妄想、幻觉）		
—MRI- 弥漫性或局灶性脑和小脑白质病变	双侧小脑半球对称性异常信号	☑
周围神经系统		
一周围神经病变	肌电图示四肢所检神经呈周围神经性损害	☑
实验室异常		
一血浆胆固醇正常至轻度升高	血浆胆固醇升高	☑
一血浆胆甾烷醇升高	血浆胆甾烷醇升高	☑
一尿 7α- 羟基化胆汁醇升高		
一甾醇 27- 羟化酶缺乏症		
分子基础		
一由细胞色素 P450 亚家族 XXVIIA 多肽 1 基因突变引起（*CYP27A1*，606530.0001）	*CYP27A1* 复合杂合变异：NM_000784.4:c.886C>T（p.Gln296Ter）；NM_000784.4:c.1374del（p.Arg459GlyfsTer35）	☑

遗传学角度：基因检测发现 *CYP27A1* 基因存在致病性复合杂合突变。

功能学角度：在动物模型的研究报道中，*CYP27A1* 基因编码线粒体胆固醇 –27-羟化酶，该蛋白酶氧化胆固醇的中间体，对于维持体内胆固醇的平衡起重要作用。

CYP27A1 基因突变导致该蛋白酶缺乏，可引起胆甾烷醇和胆固醇增多，沉积在各组织中形成黄瘤、结节和斑块。

综上所述，该病诊断为脑腱黄瘤病。

6. 治疗

给予患者鹅去氧胆酸 250 mg，3 次 / 日，阿托伐他汀 20 mg，1 次 / 日，改善患者症状；叶酸 5 mg，3 次 / 日，甲钴胺 0.5 mg，3 次 / 日，补充维生素和叶酸。

【专家点评】

1. 脑腱黄瘤病简介

脑腱黄瘤病是常染色体隐性遗传病，是由 *CYP27A1* 基因突变引起的线粒体胆固醇 –27– 羟化酶缺乏，进而导致脂质代谢紊乱，脂质沉积在全身各系统造成相应的临床症状。1937 年由 Bogaert 首次报道，至今已报道了几百例病例，但漏诊和误诊的病例数量尚不清楚。脑腱黄瘤病最早的临床症状主要是非神经系统症状，慢性腹泻通常出现在婴儿期或儿童期，并可能出现在成年后，白内障和肌腱黄瘤也是早期表现之一，是由胆甾烷醇和胆固醇在组织中沉积造成的，但不是所有患者都会出现。对这些早期的非特异性症状的认识不足是延误诊断的主要原因。

2. 本例患者特点

通过分析临床表型、神经影像、生化检查和基因检测，最终明确本例患者的诊断。本例患者临床表型较为典型，包括青年白内障、跟腱黄瘤、动脉斑块、神经系统症状（癫痫、智能障碍、共济失调、锥体束征）、小脑双侧对称脂质沉积，但在出现神经系统症状后才予以重视，最终通过血尿中胆固醇、胆甾烷醇、植物固醇水平均升高和基因检测明确诊断。

3. *CYP27A1* 基因结构及功能

CYP27A1 基因位于 2 号染色体长臂，含 9 个外显子和 8 个内含子，编码胆固醇 –27– 羟化酶。人体内胆固醇的主要代谢途径是形成胆汁酸并随胆汁排出，胆汁酸的合成由经典途径和旁路途径组成。在经典途径中，胆固醇 –7α– 羟化酶（cholesterol–7α–hydroxylase，CYP7A1）作为关键酶，首先将胆固醇羟化为 7α– 羟胆固醇，随后转化为 7α– 羟基 4– 胆甾烯 –3– 酮（7α–hydroxy–4–cholesten–3–one，7αC4），7αC4 在胆固醇 –12α– 羟化酶（CYP8B1）的作用下形成胆酸（cholic acid，CA），在 CYP27A1 作用下形成鹅脱氧胆酸（cheno deoxy cholic acid，CDCA）。在旁路途径中，CYP27A1 作为关键酶，首先将胆固醇氧化为 27– 羟胆固醇，随后在胆固醇 –7α– 羟化酶（CYP7B1）的作用下

形成 CDCA（图 9.3）。因此，胆固醇 –27– 羟化酶在生成 CDCA 过程中发挥重要作用。

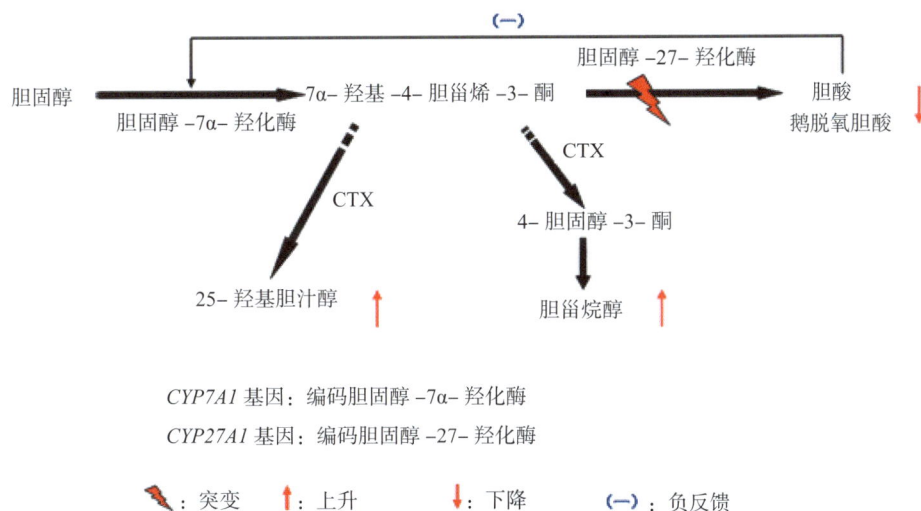

CYP7A1 基因：编码胆固醇 –7α– 羟化酶

CYP27A1 基因：编码胆固醇 –27– 羟化酶

⚡：突变　↑：上升　↓：下降　(一)：负反馈

图 9.3　胆汁酸合成的经典途径和旁路途径

4. 致病机制

当 *CYP27A1* 基因突变导致 CYP27A1 缺陷时，胆汁酸合成减少，CYP7A1 负反馈上调，导致中间产物异常升高。其中 7αC4 是最重要的中间产物，其是生成胆甾烷醇最主要的前体物质，脑腱黄瘤病患者血中 7αC4 的水平比正常人高约 100 倍。异常增多的胆甾烷醇在体内异常沉积造成全身系统性病变。除胆甾烷醇外，7αC4 可转化为胆汁醇，胆汁醇可在胆汁和尿液中分泌。检测这些化合物可帮助诊断疾病。

5. 临床价值

外源性补充 CDCA 可以负反馈抑制中间产物生成，从而降低血胆甾烷醇水平，防止胆甾烷醇在组织中继续沉积，但无法逆转已造成的损害。尽早开始 CDCA 治疗可以延缓病情的发展，所以早识别、早诊断脑腱黄瘤病尤为重要。通过本病例，可增加临床医师对脑腱黄瘤病在遗传学、表型、诊断和治疗方面的认识，有助于提高该病的诊断率。

【参考文献】

[1] SALEN G，STEINER R D. Epidemiology，diagnosis，and treatment of cerebrotendinous xanthomatosis（CTX）[J]. Journal of inherited metabolic disease，2017，40（6）：771–781.

[2] DEGOS B, NADJAR Y, AMADOR MODEL M, et al. Natural history of cerebrotendinous xanthomatosis: a paediatric disease diagnosed in adulthood[J]. Orphanet journal of rare diseases, 2016, 11（1）: 1-4.

[3] CRUYSBERG J R M. Cerebrotendinous xanthomatosis: juvenile cataract and chronic diarrhea before the onset of neurologic disease[J]. Archives of neurology, 2002, 59（12）: 1975.

[4] LORBEK G, LEWINSKA M, ROZMAN D, et al. Cytochrome P450s in the synthesis of cholesterol and bile acids－from mouse models to human diseases[J]. The FEBS journal, 2012, 279（9）: 1516-1533.

[5] NIE S, CHEN G, CAO X, et al. Cerebrotendinous xanthomatosis: a comprehensive review of pathogenesis, clinical manifestations, diagnosis, and management[J]. Orphanet journal of rare diseases, 2014, 9（1）: 1-11.

[6] MIGNARRI A, GALLUS G N, DOTTI M T, et al. A suspicion index for early diagnosis and treatment of cerebrotendinous xanthomatosis[J]. Journal of inherited metabolic disease, 2014, 37（3）: 421-429.

[7] MOGHADASIAN M H, SALEN G, FROHLICH J J, et al. Cerebrotendinous xanthomatosis: a rare disease with diverse manifestations[J]. Archives of neurology, 2002, 59（4）: 527-529.

[8] CALI J J, HSIEH C L, FRANCKE U, et al. Mutations in the bile acid biosynthetic enzyme sterol 27-hydroxylase underlie cerebrotendinous xanthomatosis[J]. Journal of biological chemistry, 1991, 266（12）: 7779-7783.

[9] VAZ F M, BOOTSMA A H, KULIK W, et al. A newborn screening method for cerebrotendinous xanthomatosis using bile alcohol glucuronides and metabolite ratios[J]. Journal of lipid research, 2017, 58（5）: 1002-1007.

新的 *FBXO7* 突变导致的常染色体隐性遗传的帕金森病 – 锥体综合征

【概述】

常染色体隐性早发帕金森病，也被称为帕金森–锥体综合征（parkinsonian–pyramidal syndrome，PPS）或苍白球锥体综合征（pallido–pyramidal syndrome），是由 *FBXO7* 基因的纯合或复合杂合突变引起的。1954 年，Charles Davison 首次描述了 5 名表现为锥体外系 – 锥体系综合征的患者，并根据病理结果将其命名为"苍白球锥体综合征"。2008 年，在一个出现帕金森 – 锥体综合征的伊朗患者中发现了疾病相关的 *FBXO7* 基因纯合突变（p. R378G）。2010 年，又发现了一个意大利家庭的 *FBXO7* 纯合突变（p.R498X）和一个荷兰家庭的 *FBXO7* 复合杂合突变（p.T22 M；c.1144+1G > T），这两个家族都有早发的帕金森病和锥体束体征。*FBXO7* 是泛素连接酶复合物的一个组成部分，在泛素介导的蛋白体降解中起作用。到目前为止，在 13 个 PARK15 家族中只发现了 12 个 *FBXO7* 基因的突变，并有一些不典型的表型。笔者及所在团队描述了一个中国家庭的典型常染色体隐性早发帕金森病 15 型的病例，本例还有一个新的 *FBXO7* 基因的纯合错义突变。

【病历摘要】

患者，男，37 岁，因"行走不稳 7 年，加重 3 年"就诊。患者 7 年前无明显诱因出现右下肢无力，进行性加重，随后出现左下肢无力，行走不稳，身体发僵，容易摔倒，需要搀扶才能行走。同时自觉记忆力下降，易忘事。家族史中姐姐有类似症状。查体双下肢肌力 5– 级。四肢肌张力增高，腱反射活跃，Babinski 征（+）。剪刀样步态，弓形足。

【临床资料】

1. 病史

（1）现病史：患者，男，37岁，患者于2013年无明显诱因出现右下肢僵直和无力，进行性加重，数月后出现左下肢无力，行走不稳。2017年出现行走不稳、姿势不稳，表现为容易摔倒，需要搀扶才能行走，不伴头晕、眩晕，无感觉异常。晚上出现翻身困难，并在使用筷子时右手出现动作性震颤。自觉记忆力下降，易忘事，计算、理解能力可。2018年于某医院就诊，诊断为"痉挛性截瘫"。口服B族维生素、甲钴胺后症状未缓解。2020年开始自觉头枕部发麻、发紧，颈部发僵，持续加重。病程中，运动迟缓逐渐明显。

（2）既往史：无特殊。

（3）家族史：父亲60多岁因脑出血去世，无类似症状；母亲80岁，体健；哥哥49岁，体健；姐姐有类似症状，31岁起病，走路不好，身体发僵，震颤不明显，近1年有流涎，目前45岁，经常摔倒。

2. 体格检查

神志清楚，语言流利。双上肢肌力5级，双下肢肌力5-级。四肢肌张力铅管样增高。双上肢腱反射减弱，双下肢腱反射活跃。温痛觉及振动觉未见明显异常。双侧Babinski征（+）。双侧轮替试验、指鼻试验稳准，轮替运动灵活，精细运动笨拙，跟－膝－胫试验稳准，闭目难立征（－）。高弓足，锤状趾。剪刀样步态。

3. 辅助检查

（1）脑脊液检查未找到副肿瘤或免疫性炎症的证据。

（2）血液和尿液的有机酸和氨基酸筛选结果正常。

（3）头颅MRI：左侧侧脑室前角旁白质内异常信号，需结合临床；脑内多发缺血灶，脑萎缩；海马体积小；提示海马中度萎缩和广泛皮质萎缩（图10.1A、图10.1B）。

（4）胸椎MRI：未见异常（图10.1C）。

（5）运动神经传导速度显示右腓总神经的复合肌肉动作电位振幅下降，表明轴突损伤轻微。感觉神经传导速度显示正常。

（6）肌电图：运动单元动作电位的高振幅和持续时间延长，胫骨前部肌肉的募集减少，表明有神经源性损伤，提示双侧胫神经神经源性损害。

（7）运动诱发电位：双侧$C_7 \sim L_4$中枢传导时间延长。

（8）正电子发射断层扫描－计算机断层扫描（positron emission tomography–computed tomography，PET–CT）：大脑萎缩，左侧颞叶和顶叶的葡萄糖代谢略有下降（图10.2）。

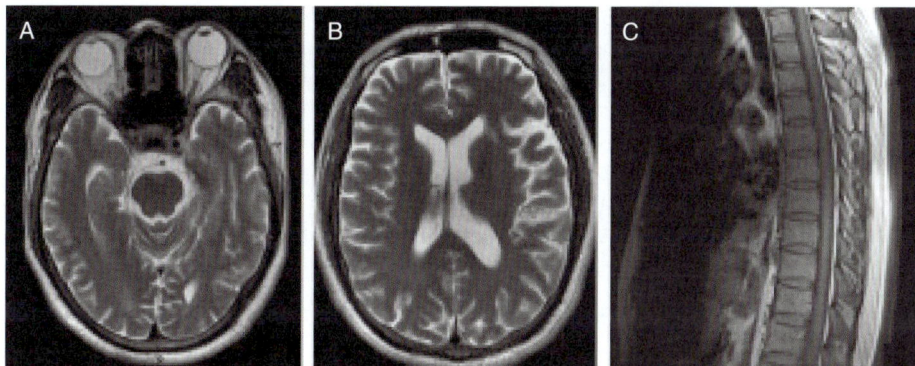

A、B. 头颅 MRI（T$_2$ 轴位）；C. 胸椎 MRI（T$_1$ 矢状位）。

图 10.1　头颅及胸椎 MRI

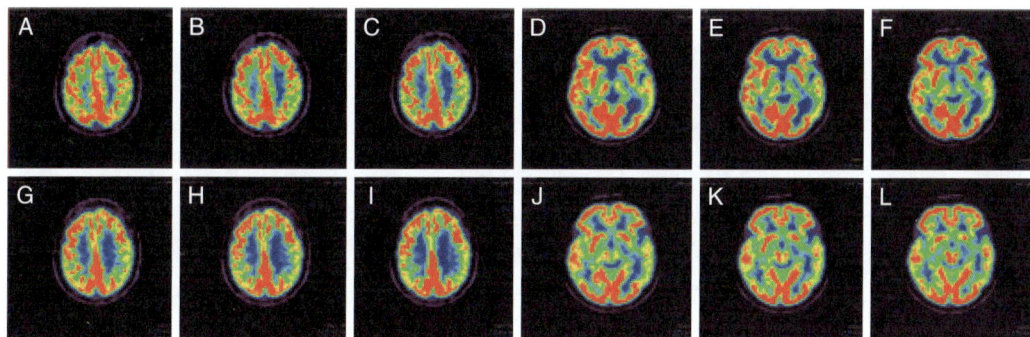

图 10.2　PET-CT

4. 基因检测分析

单人全外显子测序：*FBXO7* 基因 7 号外显子（共 9 个外显子）存在一处纯合错义突变［NM_012179.3：c.1034G ＞ C（p.Arg345Pro）］（图 10.3）。

（1）基因 – 疾病关系证据（*FBXO7*）：未知。

（2）ACMG 评　级：NM_012179.3：c.1034G ＞ C（p.Arg345Pro），VUS，PM1+PM2_Supportin+PP3+PP4+BP1（贝叶斯评分：81.2%）（未报道）。

（3）Sanger 验证结果证实为复合杂合突变，分别源自父母。

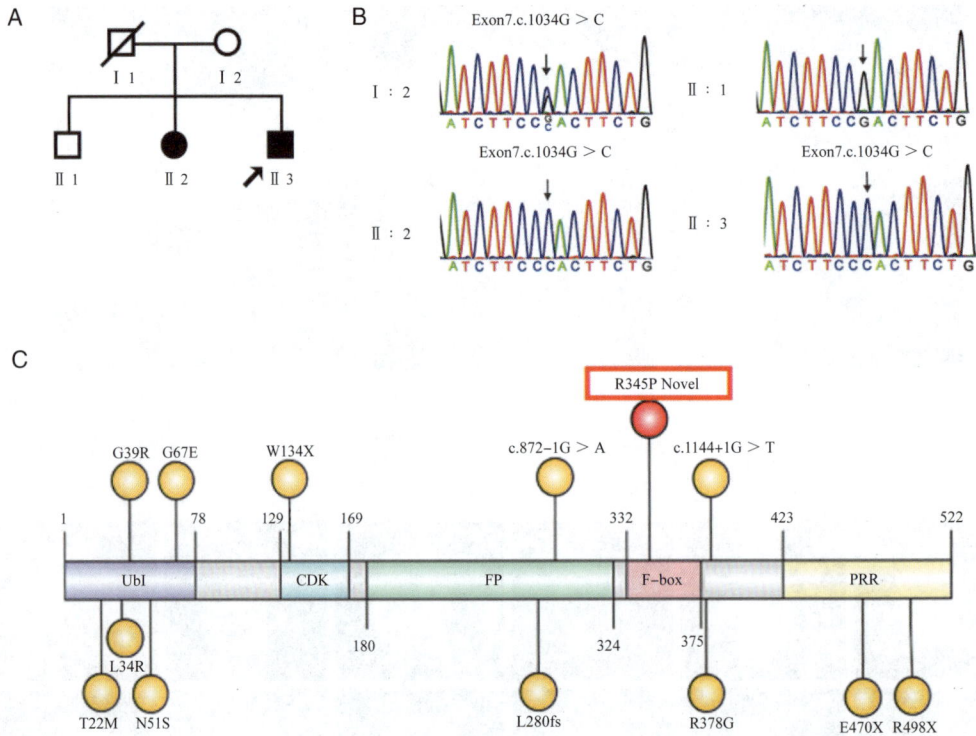

A. 家系图；B. Sanger 验证结果；

C. ClinVar 报道 *FBXO7* 致病性突变位点分布及本例报道的突变位点（红色方框内标记）。

图 10.3　基因检测结果及已报道位点汇总

5. 诊断

（1）定位诊断：震颤、四肢肌张力铅管样增高、精细运动笨拙，定位于锥体外系；双侧病理征阳性，定位于锥体束。

（2）定性诊断：①早发型帕金森病，患者为青年男性，有家族史，主要临床表现为右下肢僵硬和无力，逐渐进展至左下肢和躯干，发展至无法独立行走，右手出现动作性震颤，并出现记忆力下降，查体同时存在锥体束及锥体外系损伤，提示早发型帕金森病可能性大，尤其是基因突变所致的青年帕金森病。②继发性帕金森综合征，此综合征是由药物、感染、中毒、脑卒中、外伤等明确的病因所致。通过仔细询问病史及相应的实验室检查，此类疾病一般较易与原发性帕金森病鉴别。药物是最常见的导致继发性帕金森综合征的原因，用于治疗精神疾病的神经安定剂（吩噻嗪类和丁酰苯类）是最常见的致病药物。需要注意的是，有时临床上也会使用这些药物治疗呕吐等非精神类疾病的症状，如应用异丙嗪止吐。其他可引起或加重帕金森样症状的药物包括利血平、氟桂利嗪、甲氧氯普胺、锂盐等。仔细询问患者病史未发现可能引起帕金森样症状的原因，暂不考虑。

（3）基因 – 表型匹配诊断如下。

临床角度：据报道，*FBXO7* 基因突变可导致肌张力障碍、Babinski 征（+）、姿势不稳、反射亢进、剪刀步态、病程进展缓慢、下肢痉挛、运动迟缓、震颤等表型，此与本例患者的核心表型高度匹配（表 10.1）。

遗传学角度：根据 ACMG 指南，该突变被预测为 VUS，但贝叶斯评分为 81.2%，与致病阈值 90% 接近，符合隐性遗传模式。

功能学角度：Zhou 等使用小干扰 RNA 发现，大鼠 PC12 或人类 HEK293 细胞中 *FBXO7* 的敲除降低了细胞活力，并使细胞对氧化应激敏感。过表达野生型 *FBXO7* 异构体 1 和野生型 *FBXO7* 异构体 2 可以保护细胞免受应激，而过表达具有帕金森病 15 型（PARK15）相关突变的 *FBXO7* 会加重应激诱导的毒性。吗啉介导的斑马鱼中 *FBXO7* 同源基因的敲除生成了 PARK15 动物模型。突变体表现出多巴胺能神经元丢失和多巴胺依赖性运动缺陷，从而再现人类疾病的病理和行为特征。针对小鼠的相关研究发现，中脑多巴胺神经元中 *FBXO7* 的条件性缺失会导致纹状体多巴胺水平的早期降低，同时有中脑多巴胺神经元的缓慢、渐进性丧失和运动缺陷的发生。

本例患者最终诊断为常染色体隐性遗传帕金森病 15 型。

表 10.1　基因 – 表型匹配度分析

在线人类孟德尔遗传数据库（OMIM）	患者症状	匹配度（13/25）
遗传方式		
—常染色体隐性遗传	常染色体隐性遗传	☑
头部和颈部		
眼睛		
—上视减少		
—扫视缓慢		
骨骼		
脚		
—马蹄内翻足		
神经学		
中枢神经系统		

在线人类孟德尔遗传数据库（OMIM）	患者症状	匹配度（13/25）
—锥体束征	锥体束征	☑
—痉挛，主要在下肢	下肢痉挛	☑
—反射亢进	反射亢进	☑
—剪刀步态	剪刀步态	☑
—足趾伸肌反射	病理征（+）	☑
—肌张力障碍	四肢肌张力增高	☑
—锥体外系征	锥体外系症状	☑
—帕金森病	帕金森样表现	☑
—僵硬	僵硬	☑
—动作缓慢		
—表情少		
—构音障碍		
—震颤		
—发音单一		
—姿势不稳	姿势不稳	☑
发音		
—发音单一		
其他		
—青春期或青年期发病的	发病年龄 30 岁	☑
—1 个家庭已经报道过儿童发病		
—进展缓慢		
—锥体外系表现出左旋多巴的良好反应		
分子基础		
—由 *FBX07* 的突变引起（*FBXO7*，605648.0001）	NM_012179.3:c.1034G>C（p.Arg345Pro）	☑

6. 治疗

长期服用多巴丝肼、巴氯芬治疗，门诊随访 1 年，患者症状基本稳定。患者姐姐服用多巴丝肼和巴氯芬治疗后步态异常有所改善。

【专家点评】

1. 本例患者的基因分析

一项基于一个中国家庭的研究，其中带有一个新的 *FBXO7* 纯合错义突变的一对兄妹表现出早发的帕金森病和锥体束征。通过进行全外显子测序，确定了一个新的 *FBXO7* 基因的纯合突变（c.1034G ＞ C，p. R345P）。通过 Sanger 测序，证实在这个家族中，突变与呈常染色体隐性遗传模式的早发型帕金森病共分离。在本病例中，由于先证者及其姐姐携带纯合错义突变，因此该突变基因很可能分别来自他们的母亲和父亲。虽然已故父亲（Ⅰ：1）无法检测，且父母没有血缘关系，但患者有可能从父亲那里遗传了一个缺失的等位基因（因此母体突变表现为纯合子）或由单亲二倍体导致。

2. PARK15 临床特点

据笔者及所在团队所知，在世界各地被描述的 13 个 PARK15 家庭，总共有 34 名患者，包括 20 名男性和 14 名女性，其中有 1 名伊朗人，1 名意大利人、1 名荷兰人、1 名巴基斯坦人、5 名土耳其人、1 名也门人和 4 名中国人（包括本例报道）。这些家族主要分布在亚洲和欧洲，且大多数家庭都是有近亲繁殖历史的中东家族或附近的家族。发病年龄为 0.5 ～ 52 岁，以 20 ～ 30 岁为主。除了早发帕金森综合征和锥体束征，还有其他非典型临床特征，如肌张力障碍、吞咽困难、垂直凝视性麻痹、眼动危象、尿失禁和（或）大便失禁，无锥体束受累、认知障碍、精神障碍、冲动控制障碍、舞蹈症、刻板运动和足部畸形也被观察到。与之前描述的大多数与 *FBXO7* 相关的帕金森病患者一样，先证者在大约 30 岁时表现出帕金森 – 锥体综合征，病程缓慢进展。由于临床医师对该病认识不足，且发病早期锥体束征明显，先证者最初被误诊为痉挛性截瘫（spastic paraplegia，SPG）。直到 WES 和家系验证完成后，才确定 PARK15 的诊断。患者对左旋多巴没有明显反应，相反，患者的姐姐（Ⅱ：2）有更多锥体外系的症状体征并且对左旋多巴有反应。这些反映了 PARK15 的家族内表型异质性。此外，先证者的头颅 MRI、PET–CT、MEP、神经传导速度（nerve conduction velocity，NCV）和肌电图（electromyogram，EMG）的异常结果可能反映了 PARK15 广泛的神经系统受累和表型多样性。

3. *FBOX7* 基因致病机制

FBOX7 基因编码 F-box 蛋白家族的一个成员，其特征在于一个大约 40 个氨基酸的基序，即 F-box 结构域。*FBXO7* 蛋白中的 F-box 结构域与 SKP1 结合。通过这种相互作用，F-box 蛋白成为泛素连接酶复合物的一部分，这是一种 E3 泛素连接酶，在磷酸化依赖性泛素化中起作用。位于 F-box 结构域的突变（c.1034G > C，p. R345P）可能会干扰 E3 泛素连接酶的功能并导致神经元变性。在神经系统中，*FBXO7* 主要表达于大脑皮层、苍白球和黑质。截至目前，包括本病例在内的 34 例 PARK15 病例，报道了 13 例 *FBXO7* 突变，其中在 *FBXO7* 的泛素样结构域内鉴定了 5 个错义突变。位于 *FBXO7* N 端的 Ub1 结构域直接与 *Parkin* 相互作用，并将其招募到受损的线粒体，促进线粒体自噬。上述 Ub1 结构域中的这些突变可能会干扰线粒体自噬过程。位于 *FBXO7* C 端的富含 Pro 区（PRR）可以维持 *FBXO7* 蛋白的稳定性。在 PARK15 病例中已经报道了位于 PRR 结构域中的两个截短突变（p.R498X 和 p.E470X）。这些截短突变可能会降低 *FBXO7* 的稳定性并干扰其功能。有趣的是，在 *FBXO7* 中具有错义突变的 PARK15 病例仅具有相对较晚的发病年龄（age of onset，AAO），而有包括无义突变、移码突变和剪接位点突变在内的严重突变的病例则具有相对较早的 AAO。这一发现可能部分反映了突变类型和表型的关系。

4. 临床价值

本病例首次报道了中国家庭由 *FBXO7* 基因中的纯合错义突变（c.1034G > C，p. R345P）引起的 PARK15 患者。本发现扩大了导致常染色体隐性早发型帕金森病的 *FBXO7* 的突变谱，并强调了在帕金森 - 锥体综合征中基因检测的重要性。

【参考文献】

[1] DAVISON C. Pallido-pyramidal disease[J]. Journal of neuropathology & experimental neurology，1954，13（1）：50-59.

[2] SHOJAEE S，SINA F，BANIHOSSEINI S S，et al. Genome-wide linkage analysis of a Parkinsonian-pyramidal syndrome pedigree by 500 K SNP arrays[J]. The American journal of human genetics，2008，82（6）：1375-1384.

[3] DI FONZO A，DEKKER M C，MONTAGNA P，et al. FBXO7 mutations cause autosomal recessive，early-onset parkinsonian-pyramidal syndrome[J]. Neurology，2009，72（3）：240-245.

[4] PAISÁN-RUIZ C，GUEVARA R，FEDEROFF M，et al. Early-onset L-dopa-

responsive parkinsonism with pyramidal signs due to ATP13A2，PLA2G6，*FBXO7* and spatacsin mutations[J]. Movement disorders，2010，25（12）：1791–1800.

[5] YALCIN–CAKMAKLI G，OLGIATI S，QUADRI M，et al. A new Turkish family with homozygous *FBXO7* truncating mutation and juvenile atypical parkinsonism[J]. Parkinsonism & related disorders，2014，20（11）：1248–1252.

[6] GÜNDÜZ A，EKEN A G，BILGIÇ B，et al. FBXO7–R498X mutation：phenotypic variability from chorea to early onset parkinsonism within a family[J]. Parkinsonism & related disorders，2014，20（11）：1253–1256.

[7] LOHMANN E，COQUEL A S，HONORE A，et al. A new F–box protein 7 gene mutation causing typical Parkinson's disease[J]. Mov Disord，2015，30（8）：1130–1133.

[8] CONEDERA S，APAYDIN H，LI Y，et al. FBXO7 mutations in Parkinson's disease and multiple system atrophy[J]. Neurobiology of aging，2016，40：192. e1–192. e5.

[9] WEI L，DING L，LI H，et al. Juvenile–onset parkinsonism with pyramidal signs due to compound heterozygous mutations in the F–Box only protein 7 gene[J]. Parkinsonism & related disorders，2018，47：76–79.

[10] ZHAO Y，QIN L，PAN H，et al. The role of genetics in Parkinson's disease：a large cohort study in Chinese mainland population[J]. Brain，2020，143（7）：2220–2234.

[11] LORENZO–BETANCOR O，LIN Y H，SAMII A，et al. Novel compound heterozygous FBXO7 mutations in a family with early onset Parkinson's disease[J]. Parkinsonism & related disorders，2020，80：142–147.

[12] JIN X，AN L，HAO S，et al. Compound heterozygous variants of the FBXO7 gene resulting in infantile onset Parkinsonian–pyramidal syndrome in siblings of a Chinese family[J]. J Clin Lab Anal，2020，34（8）：e23324.

[13] ZHOU Z D，XIE S P，SATHIYAMOORTHY S，et al. F–box protein 7 mutations promote protein aggregation in mitochondria and inhibit mitophagy[J]. Human molecular genetics，2015，24（22）：6314–6330.

[14] ZHAO T，ZONDERVAN–VAN DER LINDE H，SEVERIJNEN L A，et al. Dopaminergic neuronal loss and dopamine–dependent locomotor defects in *FBXO7*–deficient zebrafish[J]. PLoS One，2012，7（11）：e48911.

[15] STOTT S R W，RANDLE S J，AL RAWI S，et al. Loss of FBXO7 results in a Parkinson's–like dopaminergic degeneration via an RPL23–MDM2–TP53 pathway[J]. The

journal of pathology，2019，249（2）：241-254.

[16] ZHOU Z D，XIE S P，SATHIYAMOORTHY S，et al. F-box protein 7 mutations promote protein aggregation in mitochondria and inhibit mitophagy[J]. Human molecular genetics，2015，24（22）：6314-6330.

DYNC1H1 基因突变导致以下肢受累为主的脊髓性肌萎缩症

【概述】

脊髓性肌萎缩症（spinal muscular atrophy，SMA）是一种以脊髓前角运动神经元变性为特征的神经发育异常疾病，主要表现为对称性肌无力和肌萎缩，其最常见的形式是常染色体隐性遗传的 5q-SMA，由运动神经元存活基因 1（survival motor neuron gene 1，SMN1）7 号和（或）8 号外显子的纯合缺失突变引起。以下肢受累为主的脊髓性肌萎缩症（spinal muscular atrophy with lower extremity predominant，SMALED）是一种罕见的非 5q-SMA，可由 DYNC1H1、BICD2 或 TRPV4 基因突变引起。其中 DYNC1H1 基因编码的蛋白是与轴浆逆行运输有关的胞质动力蛋白复合体的一个重要亚基。此外，DYNC1H1 突变还可引起腓骨肌萎缩症 2O 型（Charcot-Marie-Tooth type 2O，CMT2O）和常染色体显性遗传的智力低下 13 型等。DYNC1H1 突变所致的 SMALED 报道较少，本病例为其一，患者为儿童期起病，进展非常缓慢，预后相对良好。

【病历摘要】

患者，男，58 岁，主因"双下肢无力、肌肉萎缩 50 余年"收入院。患者自幼双下肢无力、肌萎缩、无法行走，爬行，无智能障碍。8 岁才能站立，但行走费力，无法跑跳。成年时可缓慢行走，走路姿势异常。上肢用力不受影响。父母兄姐均无类似症状，患者女儿有类似症状，但症状轻。查体双下肢肌力差，双下肢肌萎缩，肌张力降低，腱反射弱；鸭步，Gowers 征（+），双足畸形。辅助检查中 EMG 可见双下肢神经源性损害，肌肉 MRI 提示双下肢膝关节以上肌肉、臀大肌肌萎缩、脂肪化。

【临床资料】

1. 病史

（1）现病史：患者，男，58岁，主因"双下肢无力、肌肉萎缩50余年"于2020年9月收入神经内科。自患者出生以来，家人发现其双下肢无力、肌萎缩、无法行走，一直爬行，不伴智能障碍，无发热。患者8岁才能站立行走，但行走费力，无法跑动和跳跃，一直未诊治。随着年龄增长，至青春期症状稍好转。成年时可缓慢行走，走路姿势异常。工作时上肢用力不受影响。目前蹲下起立不能，走路缓慢，姿势异常。日常生活能自理，无感觉障碍，无大小便障碍，饮水无呛咳。出生情况无特殊。

（2）家族史：父母非近亲结婚，均已故；哥哥3人，姐姐3人，其长兄去世，父亲、母亲、哥哥、姐姐均无类似症状。患者女儿（Ⅲ：1）有类似症状，但比先证者症状轻（图11.1A、图11.1B）。

2. 体格检查

神志清楚，言语流利，记忆力、计算力、定向力可，高级皮质功能正常。双侧瞳孔等大等圆，直径为3 mm，对光反射灵敏，双眼球活动自如，无眼震，无复视；双侧鼻唇沟对称，伸舌居中；饮水无呛咳，咽反射正常存在。双上肢肌、胸肌、背肌、腹肌肌容积正常，双上肢肌力5级，肌张力正常，腱反射正常；双侧Hoffmann征（－）。双下肢屈髋伸髋4级，屈膝4级，右下肢伸膝3+级，左下肢伸膝4级，双下肢明显肌萎缩，双小腿显著（图11.1C），肌张力降低，腱反射弱；双侧Babinski征（－）。面部及肢体深浅感觉均正常，双上肢指鼻和轮替试验稳准，双下肢因肌力差，跟－膝－胫试验无法完成；鸭步，Gower征（＋），双足畸形（图11.1C）。MoCA为27分，MMSE为28分。

3. 辅助检查

（1）血常规、谷丙转氨酶、谷草转氨酶、肌酸激酶均正常；风湿免疫、肿瘤免疫标志物等未见异常。

（2）肌电图和神经传导示四肢神经感觉运动传导未见异常，双下肢神经源性损害（未见自发电位，轻收缩时可见长时程，巨大电位，重收缩时呈单纯相）。

（3）头颅MRI+弥散加权成像（diffusion-weighted imaging，DWI）示脑内多发点状缺血灶，轻度脑白质变性。

（4）颈椎MRI示颈椎退行性改变，$C_{3\sim7}$椎间盘膨出，颈部肌组织未见异常信号。腰骶MRI示腰椎退行性改变，$L_{2\sim3}$、$L_5\sim S_1$椎间盘膨出，椎旁肌组织未见异常信号。

（5）双下肢MRI示双下肢膝关节以上肌肉、臀大肌肌萎缩、脂肪化（图11.2）。

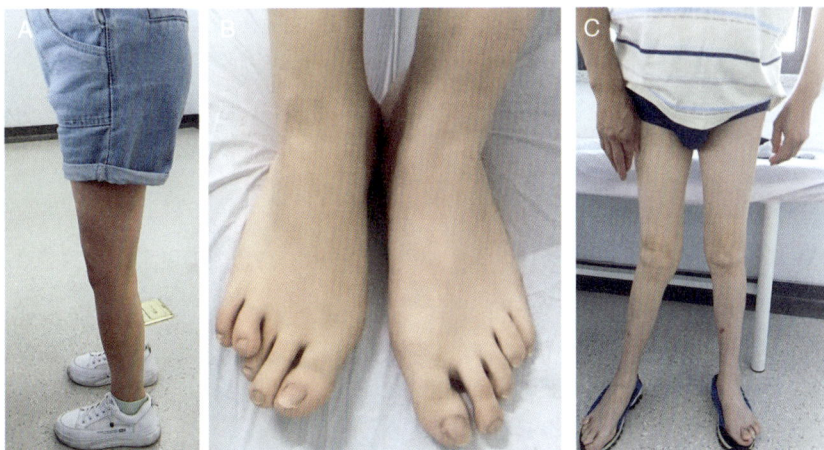

A. 先证者女儿双下肢肌萎缩；B. 先证者女儿双足畸形；C. 先证者双下肢肌萎缩，小腿明显，双足畸形。

图 11.1　先证者及其女儿双下肢

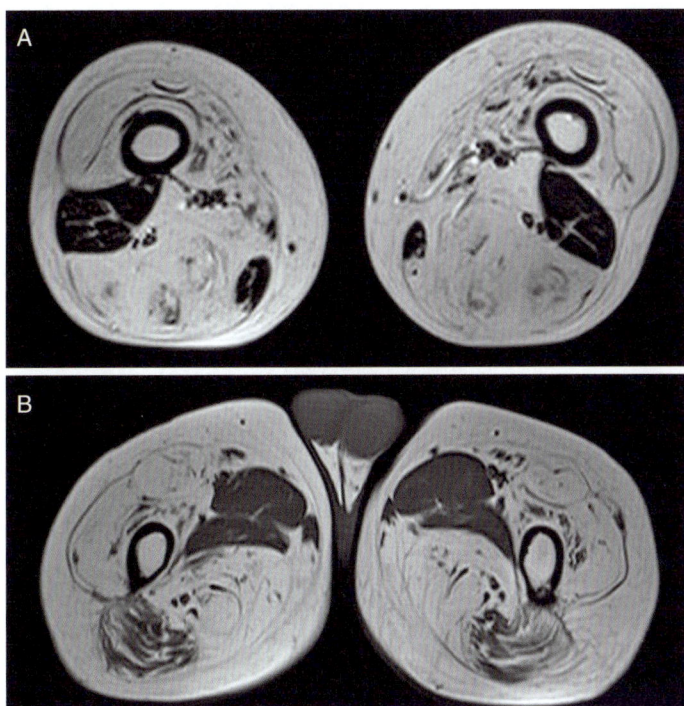

A. 先证者双下肢 MRI 的 T_1WI 示股内侧肌保留，臀大肌部分脂肪化，余膝关节以上下肢肌肉完全脂肪化；

B. T_2WI 示股二头肌保留，余膝关节以上下肢肌肉脂肪化。

图 11.2　双下肢 MRI

4. 基因检测分析

家系全外显子测序分析结果提示，在 *DYNC1H1* 基因发现一个未报道过的错义突变：8 号外显子（共 78 个）的错义突变［NM_001376.4：c.1792C>T（p.Arg598Cys）］（图 11.3 ）。

（1）基因 – 疾病关系证据（*DYNC1H1*）：未知。

（2）ACMG 评级：LP，PM1+PM5+PM2_Supporting+PP3（未报道，但已报道同一位点不同氨基酸改变 p.Arg598Leu）。

（3）Sanger 测序验证证实患者携带的突变为复合杂合突变（图 11.3C ）。

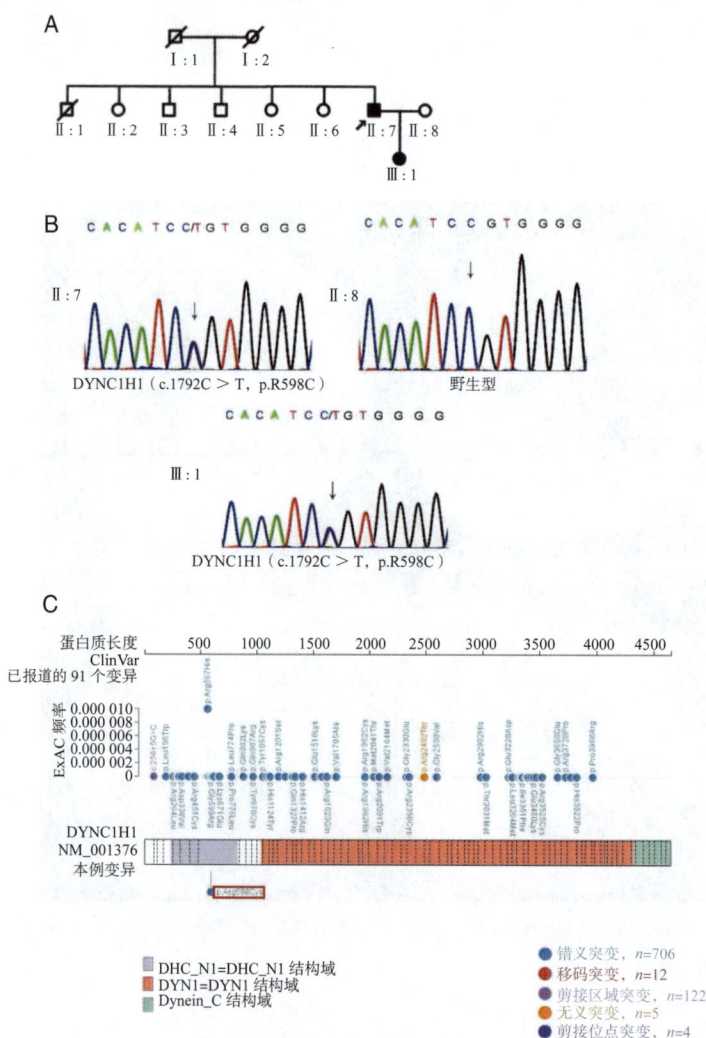

A. 家系图；B. Sanger 验证结果；C. ClinVar 报道 *DYNC1H1* 变异位点分布
及本例报道的突变位点（红色方框内标记）。

图 11.3 患者遗传资料汇总

5. 诊断

（1）定位诊断：患者双下肢近端无力、鸭步，查体肌力 4 级，双下肢明显肌萎缩，小腿显著，肌张力减低，病理征阴性，考虑定位为双下肢下运动单位受损。无波动性，可除外神经肌肉接头，故考虑定位在脊髓 $L_{1\sim4}$ 前角、前根、周围神经、肌肉。

（2）定性诊断：患者为中年男性，幼年起病，自幼双下肢无力，行走困难，病程长，查体以双下肢近端下运动神经元损害为主要表现。考虑如下。①少年型 SMA：此病多在幼儿期至青春期发病，1/3 的患者在 2 岁前发病。起病隐袭，早期以肢体近端对称性无力为主，下肢尤其是大腿及髋部肌无力和萎缩明显，患者蹲起困难、抬腿困难，病情发展可累及双上肢近端，肢体远端也可受累。此患者自幼发病，双下肢近端对称性起病，行走困难、蹲起不能，故要考虑此病；但患者双上肢及肢体远端受累轻微，故需进一步检查除外特殊类型的脊髓性肌萎缩。②进行性肌营养不良：此类疾病表现为缓慢进展的对称性分布的肌无力和肌萎缩，以近端为主，肌酶升高，肌电图提示肌源性损害，查体近端肌肉萎缩明显，肌力、肌张力、腱反射降低，双侧腓肠肌体积增大，称为假肥大，Gowers 征（+）。本例患者查体双下肢明显肌萎缩，双小腿显著，未发现假肥大，血清学检查肌酸激酶正常，故该病可能性不大。③糖原贮积症 Ⅱ 型：是糖原代谢障碍引起的疾病，其成人型表现以缓慢进展的肢体近端无力为主，下肢较上肢明显，腰肌无力或屈髋无力是早期表现，呼吸肌无力常见。本例患者存在近端无力，故考虑此病可能；但患者肌酸激酶正常，且无肝大及低血糖等表现，故不支持此病，可进一步行皮肤或肌肉活检以明确诊断。

（3）基因 – 表型匹配诊断如下。

临床角度：据报道，DYNC1H1 基因突变可导致 SMALED，还可引起 CMT2O 和常染色体显性遗传的智力低下 13 型。显然，在本例患者中，DYNC1H1 基因突变导致的是 SMALED。该病以下肢的运动神经系统受累为显著特征，表现为下肢及下肢带肌的肌萎缩、肌无力，头、面、颈、胸、背、腹肌，以及上肢肌、上肢带肌的运动能力保留，感觉系统很少或不受累，大小便功能和高级智能不受波及，疾病的进展非常缓慢等，这与本例患者的核心表现高度匹配（表 11.1）。

遗传学角度：根据 ACMG 指南，c.1792C > T（p.Arg598Cys）突变被预测为 LP，且共分离 1 次。

表 11.1　基因－表型匹配度分析

在线人类孟德尔遗传数据库（OMIM）	患者症状	匹配度（15/17）
遗传方式		
—常染色体显性遗传	常染色体显性遗传	☑
骨骼		
足		
—足畸形（可变）	双足畸形	☑
肌肉、软组织		
—下肢近端对称性肌无力	下肢近端对称性肌无力	☑
—下肢肌萎缩	下肢肌萎缩	☑
—髋外展肌无力、萎缩	臀大肌萎缩	☑
—2 型肌纤维为主		
—肌电图示慢性去神经支配	双下肢慢性神经源性损害	☑
神经		
中枢神经系统		
—行走缓慢	行走缓慢	☑
—跑步和爬楼梯困难	跑步和爬楼梯困难	☑
—运动神经元病变导致的近端肌肉对称性无力	近端肌肉对称性无力	☑
—蹒跚步态	步态异常	☑
—轻度认知障碍（1 名患者）		
周围神经系统		
—踝反射减弱	双下肢腱反射减弱	☑
—无感觉障碍	无感觉障碍	☑
杂项		
—儿童早期发病	自幼起病	☑
—非进行性或非常缓慢的进行性	非进行性	☑
分子基础		
—由动力蛋白细胞质 1 重链 1 基因突变引起（*DYNC1H1*，600112.0001）	*DYNC1H1* 杂合变异：NM_001376.4:c.1792C>T（p.Arg598Cys）	☑

综上所述，本例患者诊断为 *DYNC1H1* 突变导致的 SMALED1。

6. 治疗

目前该病无特殊的治疗方法，基于本例患者的发病特点进行营养神经及康复训练。对患者女儿提供遗传咨询，其后代有 1/2 的概率为患病者。根据笔者及所在团队的建议，患者女儿采取三代试管婴儿技术，成功孕育一名健康婴儿。

【专家点评】

1. 下肢受累的常染色体显性脊髓性肌萎缩的发现及发展

SMALED 是一种常染色体显性遗传的神经发育性疾病，以下肢运动神经系统受累为主，在婴幼儿时期起病，上肢运动能力保留，感觉系统很少受累或不受累，疾病进展非常缓慢。可由 *DYNC1H1*、*BICD2* 或 *TRPV4* 基因杂合突变引起。其中 *DYNC1H1* 突变引起 SMALED1，于 2010 年被定位于 14q32，2012 年被定位于 *DYNC1H1* 基因；*BICD2* 突变引起 SMALED2，在 2013 年被首次报道；*TRPV4* 突变引起先天非进展的 SMALED，非常罕见。很多医务人员对 5q-SMA 认知度较高，但对 SMALED 的认知度较低，常常导致误诊或诊断延迟。

2. 本例患者临床特征

本例 *DYNC1H1* 突变家系先证者从出生时起病到最终诊断为 SMALED1，共经历了近 58 年。本家系两例患者均在出生时起病，病程长，缓慢进展，预后较好，表现为运动发育迟缓，行走延迟，下肢运动能力减弱明显，上肢运动能力保留，双下肢呈现对称性肌萎缩肌无力，双足畸形，行走时呈鸭步。感觉系统、自主神经系统和智能无受累。本家系的两例患者肌酸激酶均正常，神经传导显示感觉、运动传导均未见异常，肌电图显示双下肢肌肉未见自发电位，轻收缩时可见长时程的大电位，重收缩时呈单纯相改变，符合慢性神经源性受损改变。先证者头颅 MRI 未发现脑回畸形。其双大腿 MRI 显示股二头肌、股内侧肌保留，余双侧大腿诸肌、臀大肌肌肉萎缩、脂肪化。符合典型的 SMALED 大腿肌肉的 MRI 表现，具有诊断意义。就 SMALED 而言，肌活检的诊断意义小于腿部肌肉 MRI，因肌活检结果不易判定，可能误导医师诊断为先天性肌病。除此之外，先证者父母、哥哥、姐姐均无类似表现，不除外先证者新发突变的可能。其女儿有类似表现但症状较轻，说明存在家系内表型变异，可能为环境因素或修饰基因共同作用的结果。

3. *DYNC1H1* 基因的结构及功能

SMALED 1 的致病基因 *DYNC1H1* 位于人类染色体 14q32.31，有 78 个外显子。

其编码的蛋白质由 4646 个氨基酸组成，是胞质动力蛋白重链家族的一个亚单位，也是胞质动力蛋白运动复合体最重要的部分，负责 ATP 酶依赖的沿微管的运动并招募其他动力蛋白成分。它具有 3 个重要的结构域，其中 DHC_N1 结构域位于蛋白的 N 端（242 ～ 832 氨基酸），可与其他重链相互作用形成二聚体结构，与中等链 – 轻链复合物相互作用形成基础转运结合单元；DYN1 超家族结构域（1046 ～ 4329 氨基酸）是动力蛋白重链，具有 ATP 酶结构域，且为细胞骨架结构；Dynein_C 结构域（4333 ～ 4644 氨基酸）位于多肽的 C 端。动力蛋白包括胞质动力蛋白和轴突动力蛋白，其具有激活微管的 ATP 酶活性，能将化学能转化为机械能。其中胞质动力蛋白与细胞内的运动有关，包括逆向轴索运输、蛋白质分类、细胞器的移动和细胞纺锤动力学运动。胞质动力蛋白由两条呈二聚体状态的重链和一定数量的中等链、轻链组成，*DYNC1H1* 编码其中的一条重链。在细胞水平，DYNC1H1 主要位于细胞质和细胞骨架结构；在组织水平，DYNC1H1 在脑组织和皮肤表达较多。*DYNC1H1* 杂合突变可引起一系列神经遗传疾病，表型谱较多，如 SMALED1、CMT2O，伴有皮质畸形的智力低下和遗传性痉挛性截瘫。*DYNC1H1* 不同的突变位置和突变类型可引起不同的表型。其中 SMALED1 和伴有皮质畸形的智力低下是 *DYNC1H1* 突变引起的两个最重要的表型。引起 SMALED1 的突变集中在 DHC_N1 结构域，而伴有皮质畸形的智力低下的突变集中在 DYN1 超家族结构域的微管结合区域。目前已有多篇文献报道与本家系相同的 *DYNC1H1* 突变引起的 SMALED1 病例，涉及多个民族，说明此突变（p.Arg598Cys）致病性强，可能是一个 *SMALED1* 突变热点。该突变位于 DHC_N1 结构域，可能缩短处理中的 dynein–dynactin–BICD2N 复合体的游程长度，导致神经轴突货运失调；此外腰髓前角运动神经元轴突相对较长。以上两方面导致了下肢的运动神经元功能选择性受累。

4. 临床价值

通过对 *DYNC1H1* 基因 p.Arg598Cys 突变导致的 SMALED1 家系进行分析，神经科医师在临床工作中要加强对 SMA 这一类疾病的认识，除较熟悉的 5q-SMA 外，还应注意其他类型的 SMA。在遇到非 5q-SMA 时要进行 *DYNC1H1*、*BICD2* 等基因的筛查。随着高通量测序技术的逐渐普及，病例提供者及所在团队能在短时间内进行多组基因筛查，预示着高通量测序技术将成为罕见神经系统遗传病诊治的有力工具。

【参考文献】

[1] DAS J，LILLEKER J B，JABBAL K，et al. A missense mutation in DYNC1H1 gene causing spinal muscular atrophy：lower extremity，dominant[J]. Neurol Neurochir

Pol，2018，52（2）：293-297.

[2] 王晓娟，马海畅，关鸿志，等 . DYNC1H1 基因 p.P776L 突变致常染色体显性遗传脊肌萎缩症一家系分析 [J]. 中华神经科杂志，2018，51（12）：949-954.

[3] BRAUNSTEIN K E，ESCHBACH J，RÒNA-VÖRÖS K，et al. A point mutation in the dynein heavy chain gene leads to striatal atrophy and compromises neurite outgrowth of striatal neurons[J]. Human molecular genetics，2010，19（22）：4385-4398.

[4] ESCHBACH J，SINNIGER J，BOUITBIR J，et al. Dynein mutations associated with hereditary motor neuropathies impair mitochondrial morphology and function with age[J]. Neurobiology of disease，2013，58：220-230.

[5] HARMS M B，ALLRED P，GARDNER R J R，et al. Dominant spinal muscular atrophy with lower extremity predominance：linkage to 14q32[J]. Neurology，2010，75（6）：539-546.

[6] HARMS M B，ORI-MCKENNEY K M，SCOTO M，et al. Mutations in the tail domain of DYNC1H1 cause dominant spinal muscular atrophy[J]. Neurology，2012，78（22）：1714-1720.

[7] NEVELING K，MARTINEZ-CARRERA L A，HÖLKER I，et al. Mutations in BICD2，which encodes a golgin and important motor adaptor，cause congenital autosomal-dominant spinal muscular atrophy[J]. The American journal of human genetics，2013，92（6）：946-954.

[8] PEETERS K，LITVINENKO I，ASSELBERGH B，et al. Molecular defects in the motor adaptor BICD2 cause proximal spinal muscular atrophy with autosomal-dominant inheritance[J]. The American journal of human genetics，2013，92（6）：955-964.

[9] OATES E C，ROSSOR A M，HAFEZPARAST M，et al. Mutations in BICD2 cause dominant congenital spinal muscular atrophy and hereditary spastic paraplegia[J]. The American journal of human genetics，2013，92（6）：965-973.

[10] AUER-GRUMBACH M，OLSCHEWSKI A，PAPIĆ L，et al. Alterations in the ankyrin domain of TRPV4 cause congenital distal SMA，scapuloperoneal SMA and HMSN2C[J]. Nature genetics，2010，42（2）：160-164.

[11] CHAN S H S，VAN ALFEN N，THUESTAD I J，et al. A recurrent de novo DYNC1H1 tail domain mutation causes spinal muscular atrophy with lower extremity predominance，learning difficulties and mild brain abnormality[J]. Neuromuscular disorders，2018，28（9）：750-756.

[12] POIRIER K，LEBRUN N，BROIX L，et al. Mutations in TUBG1，DYNC1H1，KIF5C and KIF2A cause malformations of cortical development and microcephaly[J]. Nature genetics，2013，45（6）：639-647.

[13] VAISBERG E A，KOONCE M P，MCLNTOSH J R，et al. Cytoplasmic dynein plays a role in mammalian mitotic spindle formation[J]. Journal of cell biology，1993，123（4）：849-858.

[14] WEEDON M N，HASTINGS R，CASWELL R，et al. Exome sequencing identifies a DYNC1H1 mutation in a large pedigree with dominant axonal Charcot-Marie-Tooth disease[J]. The American journal of human genetics，2011，89（2）：308-312.

[15] STRICKLAND A V，SCHABHÜTTL M，OFFENBACHER H，et al. Mutation screen reveals novel variants and expands the phenotypes associated with DYNC1H1[J]. Journal of neurology，2015，262（9）：2124-2134.

[16] WILLEMSEN M H，VISSERS L E，WILLEMSEN M A，et al. Mutations in DYNC1H1 cause severe intellectual disability with neuronal migration defects[J]. Journal of medical genetics，2012，49（3）：179-183.

[17] PUNETHA J，MONGES S，FRANCHI M E，et al. Exome sequencing identifies DYNC1H1 variant associated with vertebral abnormality and spinal muscular atrophy with lower extremity predominance[J]. Pediatric neurology，2015，52（2）：239-244.

[18] PEETERS K，BERVOETS S，CHAMOVA T，et al. Novel mutations in the DYNC1H1 tail domain refine the genetic and clinical spectrum of dyneinopathies[J]. Hum Mutat，2015，36：287-291.

[19] SCOTO M，ROSSOR A M，HARMS M B，et al. Novel mutations expand the clinical spectrum of DYNC1H1-associated spinal muscular atrophy[J]. Neurology，2015，84（7）：668-679.

[20] BEECROFT S J，MCLEAN C A，DELATYCKI M B，et al. Expanding the phenotypic spectrum associated with mutations of DYNC1H1[J]. Neuromuscular disorders，2017，27（7）：607-615.

[21] BECKER L L，DAFSARI H S，SCHALLNER J，et al. The clinical-phenotype continuum in DYNC1H1-related disorders：genomic profiling and proposal for a novel classification[J]. Journal of human genetics，2020，65（11）：1003-1017.

PMP22 基因缺失导致的遗传性压力易感性周围神经病

【概述】

遗传性压力易感性周围神经病（hereditary neuropathy with liability to pressure palsies，HNPP）是一种少见的常染色体显性遗传性周围神经病。1947 年由 De Rong 首先报道。临床表现为 10～20 岁起病，肢体受到轻微牵拉或压迫后可反复出现麻木、无力或感觉丧失，表现为复发性、无痛性单神经病或多神经病。该病的电生理检查提示弥漫性神经传导速度减慢。病理学特征为局灶性髓鞘增厚，典型者有腊肠样结构形成。目前的研究显示，HNPP 的致病基因定位于 17 号染色体短臂 1 区 2 带 11.2，大约 85% 的 HNPP 是由包含周围神经髓鞘蛋白 22（peripheral myelin protein 22，*PMP22*）基因在内的 1.5 Mb 的大片段缺失所引起的，15% 的 HNPP 可能是由 *PMP22* 基因点突变所引起的。在此报道 1 例由 *PMP22* 基因缺失引起的 HNPP，以加深临床医师对该疾病的认识，有利于该病的早期诊断，从而有效改善患者的临床预后。

【病历摘要】

患者，女，34 岁，因"双下肢麻木无力 1 月余"就诊。主要表现为久坐后出现双下肢麻木无力，行走不稳，症状逐渐加重，黑暗环境下行走明显不稳。既往史、生长发育史无特殊；家族史中弟弟有受压后下肢麻木史。查体以双下肢下运动神经元损害为主。肌电图未见异常。

【临床资料】

1. 病史

（1）现病史：患者，女，34 岁，因"双下肢麻木无力 1 月余"就诊。患者 1 个月前久坐 10 小时后出现双下肢麻木无力，行走不稳。症状逐渐加重。5 天后双足尖不能抬起，蹲下后起立困难，上下楼梯费力，久坐后出现自臀后外侧向下放射样不适感，平卧后减轻，黑暗环境下行走明显不稳。

（2）既往史：消化不良病史，近期节食控制体重。

（3）出生史及生长发育史：无特殊。

（4）家族史：弟弟有受压后下肢麻木病史。

2. 体格检查

神志清楚，言语流利，颅神经查体未见异常。双上肢肌力 5 级，双下肢近端肌力 5– 级，双足背屈肌力 3 级，跖屈肌力 4 级，四肢肌张力正常；双上肢腱反射（++），双下肢腱反射（+），双侧 Hoffmann 征（+）；双下肢呈袜套样针刺觉减退，双侧深感觉正常。双侧指鼻试验稳准，双侧轮替试验灵活，双下肢跟 – 膝 – 胫试验稳准，闭目难立征（+），跨阈步态，一字步不能，脑膜刺激征（–）。

3. 辅助检查

（1）头颅 MRI 平扫：未见异常。

（2）双膝关节及坐骨神经、腓总神经、胫神经超声：双侧坐骨结节未见明显异常；双侧坐骨神经基本对称；右侧腓总神经较对侧稍增粗；双侧胫神经不对称（近段为著）。

（3）肌电图：NCS 示所检四肢的神经运动及感觉传导无异常。

4. 基因检测分析

拷贝数变异检测发现位于 17 号染色体 14095217 bp ～ 15477549 bp 的片段缺失，该片段包括 *PMP22* 基因，多重连接探针扩增技术（multiplex ligation–de pendent probeamplification，MLPA）检查证实 *PMP22* 基因大片段 0.5 倍剂量变异（图 12.1）。

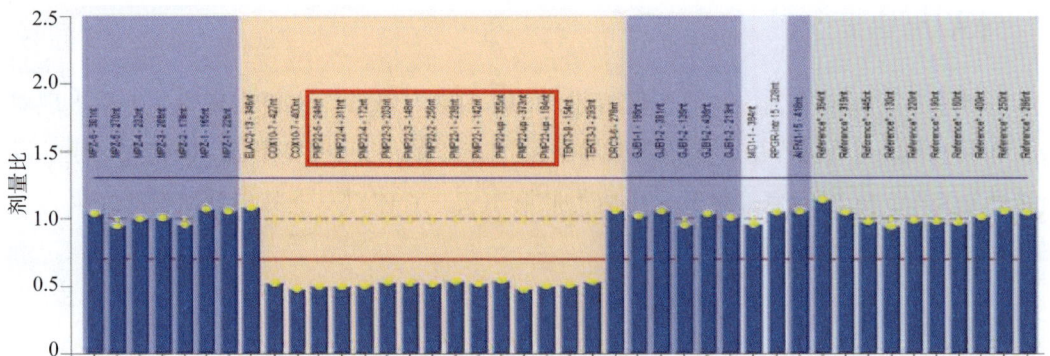

图 12.1 MLPA 结果（红框内为 *PMP22* 基因）

5. 诊断

（1）定位诊断：患者双下肢无力，伴有麻木、走路不稳，且有久坐的诱因，平卧后可以缓解，查体下肢肌力 3 级～ 5– 级，肌张力正常，腱反射减低，病理征阴性，提示下运动单位受损；双下肢呈袜套样针刺觉减退，提示双下肢远端感觉小纤维病变。闭目难立征（+），双侧指鼻试验稳准，双侧轮替试验灵活，双下肢跟 – 膝 – 胫试验稳准，定位于双下肢深感觉大纤维。

（2）定性诊断：患者为青年女性，有家族史，主要临床表现为久坐后双下肢麻木无力，伴有走路不稳。结合查体，提示周围神经病可能性大。在周围神经病的特异性检查回报之前须与以下疾病进行鉴别。①HNPP：是一种反复发作性脱髓鞘性神经病，呈常染色体显性遗传，受累患者通常会在经常受压迫或轻微创伤的部位出现单个神经麻痹。本例患者久坐后出现双下肢麻木无力，且家族中有类似病史，故考虑此诊断，进一步行基因检测明确诊断。②腓总神经麻痹：腓总神经绕行腓骨颈处最易受损，常见外伤、压迫，如外科手术、睡眠中压迫及腓骨头骨折、长期盘腿坐等，糖尿病、铅中毒及滑囊炎等也可致腓总神经麻痹；表现为足、足趾背屈不能，足下垂，走路呈跨阈步态，小腿前外侧及足背部感觉障碍；该患者入院后查体可见跨阈步态，足趾背屈受限，此为支持点；但患者双下肢均有远端肌力减退，此为不支持点。可进一步完善电生理检查，必要时行左膝关节正侧位数字 X 线成像（digital radiography，DR）检查。③非系统性血管炎性周围神经病：指周围神经病滋养血管发生炎性闭塞，造成神经梗死或缺血性改变，典型临床表现为多发单神经病；本例患者急性起病，临床表现为多发单神经损害，考虑此病可能，必要时可行神经肌肉活检。

（3）基因 – 表型匹配诊断如下。

临床角度：HNPP 的主要表型是在经常受压迫或轻微创伤的部位出现单个神经无痛性麻痹，肌电图提示神经传导速度减慢。患者临床表现符合 HNPP 的核心表型（表 12.1）。

遗传学角度：患者基因检测结果提示存在 *PMP22* 基因缺失，符合 HNPP 的遗传学病因。

功能学角度：有研究发现，表达反义 PMP22 RNA 的转基因小鼠，其 PMP22 水平降低，表型与 HNPP 相似。反义 PMP22 RNA 纯合表达的转基因小鼠表现出明显的运动障碍和神经传导减缓，且随着年龄的增长而恶化。

综上所述，本例患者诊断为 HNPP。

表 12.1　基因 – 表型匹配度分析

在线人类孟德尔遗传数据库（OMIM）	患者症状	匹配度（6/12）
遗传方式		
—常染色体显性遗传	常染色体显性遗传	☑
神经		
周围神经系统		
—周围神经病变引起的复发性、短暂性腓骨肌无力	反复出现左足不能背屈	☑
—桡神经、尺神经、正中神经肌可能受累		
—有声带麻痹的报道		
—反射减退	双下肢腱反射消失	☑
—神经活检示髓鞘腊肠样肿胀		
—神经活检示节段性脱髓鞘 / 髓鞘再生		
—运动神经传导速度降低	四肢周围神经损害（运动、感觉纤维均受累，右正中、右胫神经除外）	☑
杂项		
—起病于第一和第二个十年		
—由机械压迫或神经受压诱发	疲劳后症状加重	☑
—腓骨肌萎缩症 1A 型的等位基因障碍（118220）		
分子基础		
—由编码外周髓鞘蛋白 22 的基因突变引起（*PMP22*，601097.0004）	*PMP22* 基因片段杂合缺失	☑

6. 治疗

对症治疗，指导患者避免压迫肢体。

【专家点评】

1. 遗传性压力易感性周围神经病简介

HNPP 也称为腊肠体样周围神经病，是一种反复发作性脱髓鞘性神经病，呈常染色体显性遗传，与 *PMP22* 基因缺失或点突变相关。受累患者通常会在经常受压迫或轻微创伤的部位出现单个神经麻痹，通常会依次出现，在几天到几个月消失，这可能与分布于不同神经的持续性运动缺陷有关。在报道的 70 例瘫痪患者中，神经受累的频率：腓神经为 36%，尺神经为 28%，臂丛为 20%，桡神经为 13%，其中正中神经受累最少，发生率为 4% ～ 11%。大多数患者在十几岁时首次出现症状，但也可见于年龄更小的儿童，或推迟到二十几岁才出现症状的患者。本病例报道的患者起病较晚，反复出现受压或疲劳后下肢麻木，解除压迫后可以完全或部分缓解；患者的肌电图虽未见异常，但神经超声提示存在单一神经的受累，且家族史中有类似发作，基因检测结果发现 *PMP22* 基因有大片段缺失，明确了 HNPP 的诊断。

2. *PMP22* 基因

PMP22 基因编码外周髓鞘蛋白，位于 17 号染色体短臂 1 区 2 带（17p12）。与其突变相关的神经病变包括 *PMP22* 片段重复导致的腓骨肌萎缩症 1A 型（ Charot-Marie-Tooth type 1A，CMT1A），*PMP22* 片段缺失导致的 HNPP，以及 *PMP22* 基因内点突变导致的 CMT1A 或 HNPP。Maycox 等发现在转基因小鼠中表达 PMP22 的反义 RNA 后，PMP22 表达量有一定的减少，最终导致小鼠有 HNPP 的表现。反义 PMP22 RNA 纯合表达的转基因小鼠表现出强烈的运动障碍，神经传导减慢，并伴随着年龄增长发生恶化。

3. 临床价值

HNPP 可表现为常见的复发性单一神经病变，非典型表现并不少见，在早期易被误诊为其他获得性或遗传性神经病变。在诊断过程中，最重要的支持证据就是基因检测发现 *PMP22* 基因存在缺失，且能与 CMT1A 相鉴别。临床医师能及时、正确地诊断是很重要的，因为这不仅可以防止错误治疗（如手术），还可以采取预防措施避免并发症。目前，HNPP 没有有效的治疗方法，可以给予患者改善症状的对症治疗或避免压迫的预防性治疗。

【参考文献】

[1] ATTARIAN S，FATEHI F，RAJABALLY Y A，et al. Hereditary neuropathy with liability to pressure palsies[J]. Journal of neurology，2020，267（8）：2198-2206.

[2] VERHAGEN W，GABREËLS-FESTEN A A，VAN WENSEN P J，et al. Hereditary neuropathy with liability to pressure palsies：a clinical，electroneurophysiological and morphological study[J]. Journal of the neurological sciences，1993，116（2）：176–184.

[3] MAYCOX P R，ORTUÑO D，BURROLA P，et al. A transgenic mouse model for human hereditary neuropathy with liability to pressure palsies[J]. Molecular and cellular neuroscience，1997，8（6）：405–416.

[4] MOUTON P，TARDIEU S，GOUIDER R，et al. Spectrum of clinical and electrophysiologic features in HNPP patients with the 17p11.2 deletion[J]. Neurology. 1999，52（7）：1440–1446.

[5] VAN PAASSEN B W，VAN DER KOOI A J，VAN SPAENDONCK-ZWART S K Y，et al. PMP22 related neuropathies：Charcot-Marie-Tooth disease type 1A and hereditary neuropathy with liability to pressure palsies[J]. Orphanet journal of rare diseases，2014，9（1）：1–15.

脑海绵状血管瘤相关基因 *KRIT1* 突变导致的颈髓出血

【概述】

脑海绵状畸形（cerebral cavernous malformation，CCM）是中枢神经系统的血管畸形。病变由异常的小血管群组成，主要位于颅内。已发现 *KRIT1*（*CCM1*）、*CCM2* 和 *PDCD10*（*CCM3*）的突变可导致脑海绵状血管瘤。CCM 蛋白可与不同的分子结合，如支架蛋白和激酶，并形成 CCM 信号复合物。突变的 CCM 蛋白损害了 CCM 信号复合物的功能，导致内皮屏障功能障碍和血管功能亢进。80% 的 CCM 病例表现为散发型；20% 的 CCM 病例是家族性病例，具有外显不全和可变的表现程度。*KRIT1*、*CCM2* 和 *PDCD10* 的突变分别占家族性病例的 50%、20% 和 10%。大多数具有广泛病变的患者有遗传性，而具有孤立病变的患者可能是嵌合体型。临床表现随病变的位置、数量和大小而变化。病变部位反复出血会导致 CCM 患者出现神经系统功能障碍。CCM 多发生于脑及脑干，脊髓海绵状血管瘤比较少见，国内外报道不多。目前认为其起源及机制同颅内海绵状血管瘤，因此多将脊髓海绵状血管瘤归于 CCM。脊髓海绵状血管瘤可发生于脊髓的不同部位，根据其发生部位分为髓内型、硬脊膜内髓外型、硬脊膜外型、椎体型。髓内海绵状畸形（intramedullary spinal cavernous malformations，ISCM）比较罕见，占所有脊髓血管病的 5%～12%。然而，在家族性 CCM 病例中，ISCM 的发病率很高（约为 70%），并且与发病年龄和病变数量呈正相关。在此，笔者及所在团队报道 1 例出现偏瘫的 ISCM 患者，同时提供影像学、病理学和遗传学资料。

【病历摘要】

患者，女，62 岁，因"左下肢麻木无力 3 年，左上肢麻木无力 7 月余"就诊。2016 年 9 月发现神经鞘瘤，手术治疗后遗留左下肢麻木症状。2019 年 5 月开始出现左侧肢体麻木无力，行走时拖地。2010 年行动脉导管未闭封堵治疗。家族史无特殊。查体左侧肢体肌力 4 级，肌张力不高；左侧上肢、左膝以下针刺觉减退，右侧正常；双侧腱反射活跃，左侧跟腱反射减弱；双侧 Hoffmann 征（＋），双侧 Babinski 征（＋）。头颅 MRI+ 磁敏感加权成像（sensitivity weighted imaging，SWI）示颅内弥漫多发异常信号，多发微出血灶，CCM 待查。颈椎 MRI 示 C_5 水平髓内异常信号（偏左侧），考虑 CCM。

【临床资料】

1. 病史

（1）现病史：患者，女，62 岁，2016 年 9 月出现腰疼，发现神经鞘瘤，同年 12 月行手术治疗，术后遗留左下肢麻木症状。2019 年 5 月开始出现左手麻木，并向上发展，近期出现从肩部至手部过电感，并出现抓握及抬举胳膊乏力。2019 年 8 月出现左下肢乏力，行走时拖地。当地按脑血管病治疗症状无改善。病程中无言语不清，无头痛。

（2）既往史：2010 年行动脉导管未闭封堵治疗。

（3）家族史：无特殊。

2. 体格检查

神志清楚，言语流利，颅神经查体未见异常。左侧肢体肌力 4 级，肌张力不高。左侧上肢、左膝以下针刺觉减退，右侧正常。共济运动未见明显异常。双侧振动觉正常对称，双侧腱反射活跃，左侧跟腱反射减弱。双侧 Hoffmann 征（＋），双侧 Babinski 征（＋）。

3. 辅助检查

（1）头颅 MRS+SWI：颅内弥漫多发异常信号，多发微出血灶，CCM 待查（图 13.1A ～图 13.1C）。

（2）颈椎 MRI：C_5 水平髓内异常信号（偏左侧），考虑 CCM（图 13.1D ～图 13.1F）。

（3）病理检查：（硬膜下髓内肿物）镜下见增生的血管组织，管壁薄，局部伴血栓形成，周围胶质细胞增生，伴新鲜及陈旧性出血，符合 CCM 诊断（图 13.2）。

（4）免疫组化结果：GFAP（＋），Ki–67（约 5%+），CD68（组织细胞 +），CD34（血管 +），CD31（血管 +），α-actin（部分 +）。特殊染色结果示弹力纤维 +VG（＋）。

4. 基因检测分析

单样本全外显子测序分析结果提示：在 *KRIT1* 基因 14 号外显子（共 20 个外显子）存在一处移码突变［NM_194456.1：c.1362_1363delTC（p.Gln455ArgfsTer24）］（图 13.3）。在 *CCM2* 或 *PDCD10* 中未检测到突变。

（1）基因 - 疾病关系证据（*KRIT1*）：未知。

（2）ACMG 评级：PAT，PVS1 +PM2_Supporting+PP3（已报道）。

（3）Sanger 测序验证证实患者携带的突变（图 13.3B）。

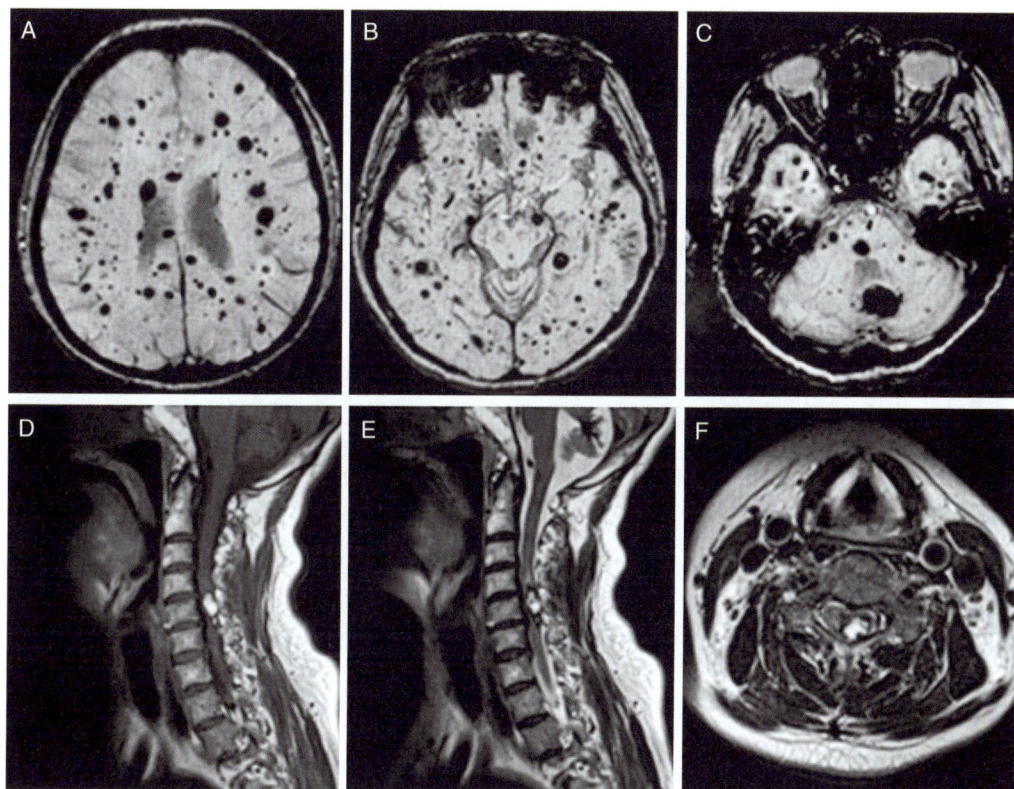

A、B、C. 头颅 SWI；D、E、F. 术前颈椎 MRI。

图 13.1　头颅 + 颈椎 MRI

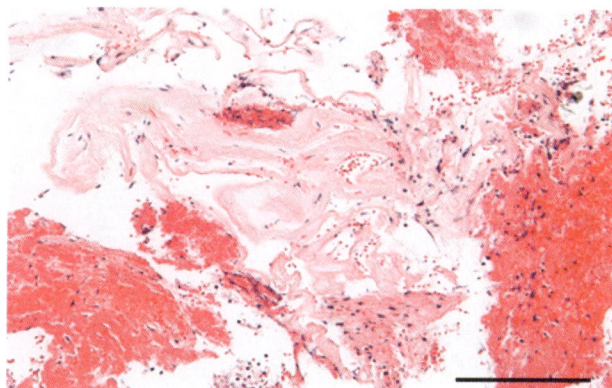

组织学检查（HE 染色；比例尺 =200 μm）。

图 13.2　病理活检

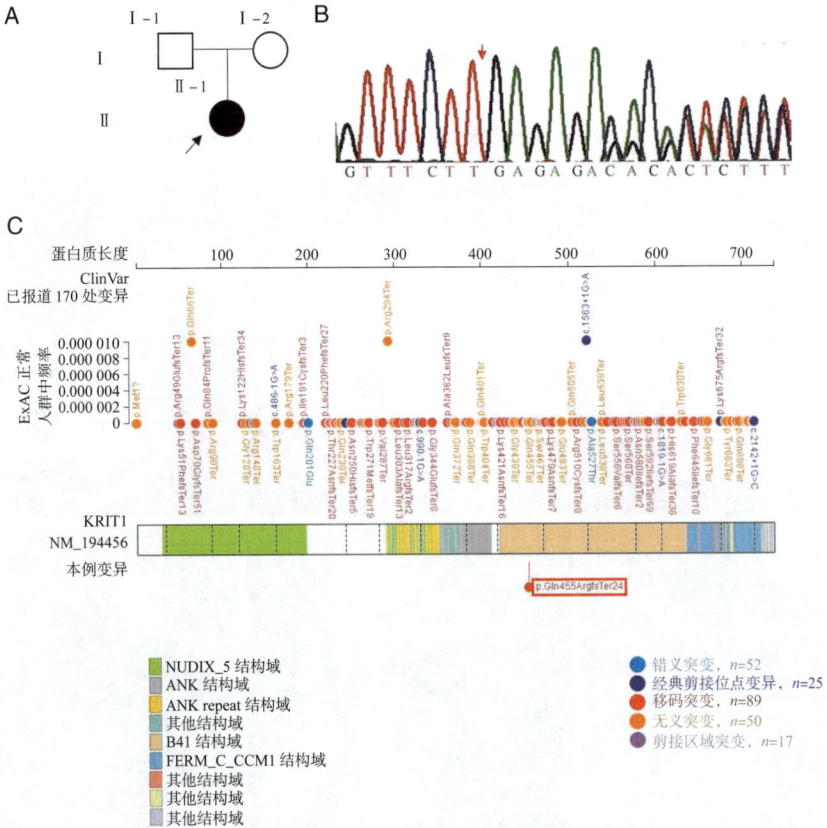

A. 家系图；B. Sanger 验证结果；
C. ClinVar 报道 *KRIT1* 变异位点分布及本例报道的突变位点（红色方框内标记）。

图 13.3　患者遗传资料汇总

5. 诊断

（1）定位诊断：患者左下肢无力，左上肢无力，双侧腱反射活跃，双侧 Hoffmann 征、双侧 Babinski 征（＋），定位于双侧锥体束。

（2）定性诊断：患者为中老年女性，缓慢起病，症状有波动。表现为左侧上下肢无力，左上肢麻木感。查体不典型脊髓半切综合征表型。结合颅脑及脊髓影像改变考虑：① CCM 合并脊髓出血，支持点为患者是中老年女性，缓慢起病，病程 3 年，有波动，表现为左侧下肢、上肢无力，左上肢麻木；查体提示不典型脊髓半切综合征表现，头颅 MRI 提示多发 CCM 样异常信号，颈椎 MRI 提示 C_5 椎体水平髓内偏左出血灶；CCM 可无任何症状，可在颅脑影像学检查时偶然发现，但合并 ISCM 出血，因此该患者符合 CCM 合并脊髓出血。不支持点为患者偏瘫体征与脑血管病类似，但排尿排便无明显障碍。需行基因检测，明确其分子分型。②淀粉样脑血管病，该病也好发于老年人，可出现缺血性卒中及出血性卒中，但该病患者多为年龄更大的老年人，且脑出血以脑叶为主，本例患者不完全符合，必要时可完善基因检测。

（3）基因型 – 表型匹配诊断如下。

临床角度：据报道，*KRIT1* 基因突变可导致颅内出血、癫痫发作、局灶神经功能缺损等表现，此与本例患者的核心表现高度匹配（表 13.1）。

表 13.1 基因 – 表型匹配度分析

在线人类孟德尔遗传数据库（OMIM）	患者症状	匹配度（5/18）
遗传方式		
一常染色体显性遗传	常染色体显性遗传	☑
头部、颈部		
眼		
一视网膜血管畸形		
腹部		
肝		
一肝血管畸形		
皮肤、指甲和头发		
皮肤		
一角化过度的皮肤血管病变		
肌肉、软组织		
一软组织血管畸形		
神经		
中枢神经系统		
一颅内薄壁窦血管（海绵状）畸形		
一癫痫发作		
一头痛		
一颅内出血	颅内多发微出血灶	☑
一局灶性神经功能缺损	局灶性神经功能缺损	☑
一颅内钙化		

续表

在线人类孟德尔遗传数据库（OMIM）	患者症状	匹配度（5/18）
—MRI 是检测病变的最佳成像方式	MRI 示颅内弥漫多发异常信号，考虑海绵状血管瘤	☑
杂项		
—最常见的临床发病年龄在 16～33 岁		
—外显不全		
—家族性病例病灶多发		
—散发病例单个病灶		
—遗传异质性		
分子基础		
—由 Krev 相互作用捕获 1 基因突变引起（*KRIT1*，604214.0001）	*KRIT1* 杂合变异：NM_194456.1:c.1362_1363delTC（p.Gln455ArgfsTer24）	☑

遗传学角度：根据 ACMG 指南，本突变被预测为 PAT。

功能学角度：在斑马鱼模型中研究发现 *KRIT1* 的缺失导致胚胎血管的扩张，血管的扩张与内皮细胞的逐渐扩散和血管壁变薄有关。*KRIT1* 突变体、*CCM2* 突变体和 *KRIT1/CCM2* 双突变体具有不可区分的血管表型，表明功能保守。Boulday 等在针对小鼠的研究发现，*KRIT1*、*CCM2* 或 *PDCD10* 的缺失具有胚胎致死性。他们还设计了内皮细胞特异性 *CCM2* 缺失的小鼠，此类小鼠出现了类似人类 CCM 病变的血管病变。除此之外，该研究发现，*KRIT1* 或 *PDCD10* 的缺失导致类似的小脑和视网膜病变，而 *CCM2* 病变的发展仅限于静脉床。他们认为 *CCM2* 缺失的后果取决于敲除它的发育时间，并且与血管生成强烈的发育阶段相关。

最终本例患者诊断为 *KRIT1* 突变导致的 CCM 合并脊髓出血。

6. 治疗及预后

本例患者采取手术切除肿块的治疗方式。由于颈部 MRI 中反复出现的出血信号大于 1 cm，并且出现了进行性偏瘫症状，因此对 ISCM 进行了切除。一个髓内蓝紫色的血管肿块被全部切除（图 13.4）。其病理结果表明，它是来自薄血管壁的增生性血管组织，局部血栓形成，伴有新鲜和陈旧性出血。观察到局部血栓形成，并伴有胶质细胞增生。术后 6 周，患者的左手握力得到改善，左下肢无力的情况也没有加重。在 6 个月的随访中，进行了颈椎 MRI 检查，显示 ISCM 的术后变化（图 13.5），左侧肢体无力的情况仍然存在。

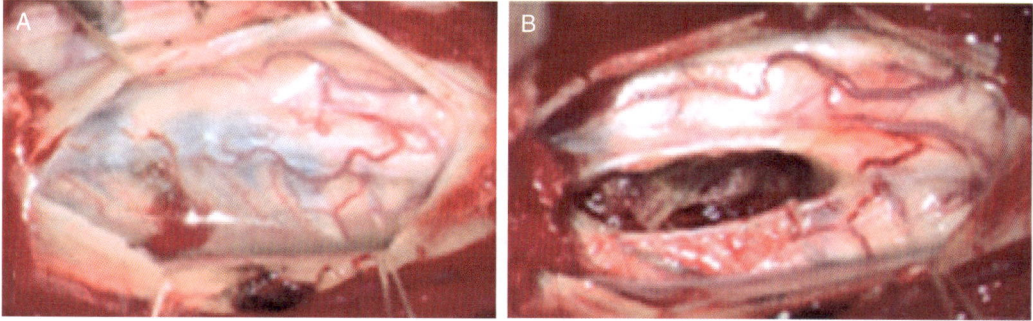

A. 术中暴露的蓝紫色髓内肿块；B. 髓内肿块被完全切除后。

图 13.4　手术切除前后

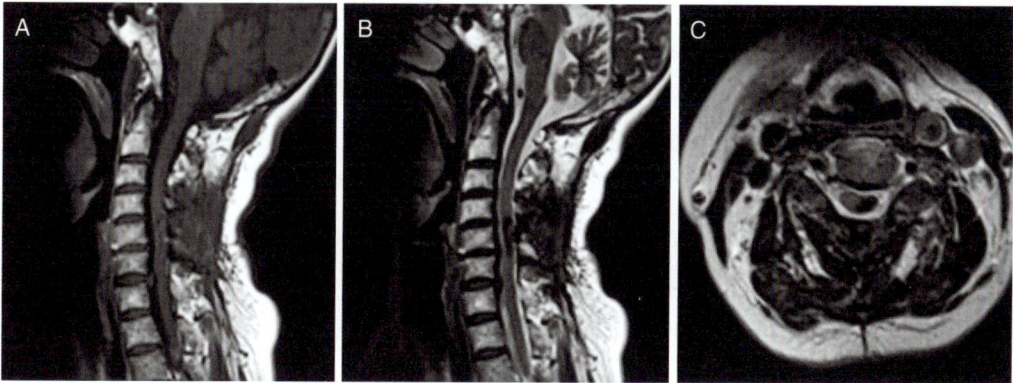

图 13.5　术后 6 个月复查颈椎 MRI

【专家点评】

1. 脑海绵状血管畸形的流行病学及临床特征

CCM 是一种并不罕见的隐匿性脑血管疾病，发病率为 0.4% ～ 0.8%。随着 MRI 的普及，CCM 的检出率明显增加。CCM 可发生于任何年龄，多见于 20 ～ 50 岁的患者。在颅内任何部位均可发病。50% ～ 80% 的 CCM 病例是无症状的；癫痫（40% ～ 70%）是 CCM 患者最常见的临床症状；脑出血（30% ～ 40%）较为常见，部分患者可出现较大的出血灶，其中血压改变可引起病灶的出血；CCM 还可引起急性或进行性神经功能缺损（35% ～ 50%），神经症状因病灶的位置不同而异。CCM 的病理表现比较特殊，众多薄壁血管构成致密的畸形血管，呈海绵状外观。*KRIT1*、*CCM2* 和 *PDCD10* 基因分别于 1999 年、2003 年和 2005 年被发现。目前已发现 100 多个不同的 *KRIT1* 突变、30 个 *CCM2* 突变和 20 个 *PDCD10* 突变，且大多数 *CCM* 基因突变导致过早出现终止密码子或大的"功能丧失"。*KRIT1*、*CCM2*、*PDCD10* 单独突变可以导致 CCM，有研究发现还可能存在 CCM 复合体，以解释突变发生之后的机制变化。CCM 复合体包括 *KRIT1*、*CCM2* 和 *PDCD10*，与细胞骨架元件、信号转导成分和细胞连接相关。其中 *KRIT1* 通过其 FERM 结构域定位于内皮细胞边界或细胞 – 细胞连接。目前发现 *CCM* 基因编码产物在血管生成中发挥重要作用。基因突变造成编码蛋白功能缺失，使内皮细胞间的连接遭到破坏，造成大范围的血管异常及血管通透性增加（表 13.2）。

表 13.2　*CCM1/CCM2/CCM3* 基因位置及功能信息

疾病	基因	染色体位置	编码蛋白	功能
CCM1	*KFTT1*	7q21.2	Krev 交互捕获蛋白 1 别称：CCM1 蛋白	调节心脏和血管的形成及血管再生； 抑制内皮细胞凋亡、迁移和血管生成
CCM2	*CCM2*	7p13	CCM2 蛋白 别称：Malcavemin	调节心脏和血管形成及完整性； 稳定内皮细胞连接
CCM3	*PDCD10*	3q26.1	程序性细胞死亡蛋白 10 别称：CCM3 蛋白或 TF–1 细胞凋亡相关蛋白 15	刺激细胞增生； 调节凋亡通路； 增加丝裂原活化蛋白激酶和 TK26 活性； 参与 KDR/VEGFR2 信号通路； 调节心血管发育和发育过程中血管生成、血管发生及造血

2. 临床价值

本例患者表现为左侧肢体进行性麻木和无力，最初怀疑是脑血管病或颈椎病。然而，颈椎 MRI 显示了新鲜和陈旧的髓内出血的混合病变。在 *KRIT1* 中发现的突变进一步支持了 ISCM 的诊断。鉴于患者颈部病变较大，有进行性加重的神经功能障碍，而且 ISCM 切除后出血风险较低，因此进行了 ISCM 切除术。本病例为 ISCM 的精准诊断及治疗积累了经验。

【参考文献】

[1] RIOLO G，RICCI C，BATTISTINI S. Molecular genetic features of cerebral cavernous malformations（CCM）patients：an overall view from genes to endothelial cells[J]. Cells，2021，10（3）：704.

[2] RATH M，PAGENSTECHER A，HOISCHEN A，et al. Postzygotic mosaicism in cerebral cavernous malformation[J]. Journal of medical genetics，2020，57（3）：212-216.

[3] GROSS B A，DU R，POPP A J，et al. Intramedullary spinal cord cavernous malformations[J]. Neurosurgical focus，2010，29（3）：E14.

[4] WANG Z，WU H，PIAO Y，et al. Cervical cord hemorrhage in cerebral cavernous malformations[J]. Journal of clinical neurology（Seoul，Korea），2021，17（4）：576-578.

[5] HOGAN B M，BUSSMANN J，WOLBURG H，et al. CCM1 cell autonomously regulates endothelial cellular morphogenesis and vascular tubulogenesis in zebrafish[J]. Human molecular genetics，2008，17（16）：2424-2432.

[6] BOULDAY G，RUDINI N，MADDALUNO L，et al. Developmental timing of CCM2 loss influences cerebral cavernous malformations in mice[J]. Journal of experimental medicine，2011，208（9）：1835-1847.

[7] BATRA S，LIN D，RECINOS P F，et al. Cavernous malformations：natural history，diagnosis and treatment[J]. Nature reviews neurology，2009，5（12）：659-670.

[8] CHOQUET H，PAWLIKOWSKA L，LAWTON M T，et al. Genetics of cerebral cavernous malformations：current status and future prospects[J]. Journal of neurosurgical sciences，2015，59（3）：211.

[9] KUMAR A，BHANDARI A，GOSWAMI C，et al. Surveying genetic variants and molecular phylogeny of cerebral cavernous malformation gene，CCM3/PDCD10[J]. Biochemical and biophysical research communications，2014，455（1-2）：98-106.

[10] SAHOO T，JOHNSON E W，THOMAS J W，et al. Mutations in the gene encoding KRIT1，a Krev-1/rap1a binding protein，cause cerebral cavernous malformations（CCM1）[J]. Human molecular genetics，1999，8（12）：2325-2333.

[11] LIQUORI C L，BERY M J，SIEGEL A M，et al. Mutations in a gene encoding a novel protein containing a phosphotyrosine-binding domain cause type 2 cerebral cavernous malformations[J]. The American journal of human genetics，2003，73（6）：1459-1464.

[12] BERGAMETTI F，DENIER C，LABAUGE P，et al. Mutations within the

programmed cell death 10 gene cause cerebral cavernous malformations[J]. The American journal of human genetics，2005，76（1）：42-51.

[13] DRAHEIM K M，FISHER O S，BOGGON T J，et al. Cerebral cavernous malformation proteins at a glance[J]. Journal of cell science，2014，127（4）：701-707.

[14] GLADING A，HAN J，STOCKTON R A，et al. KRIT-1/CCM1 is a Rap1 effector that regulates endothelial cell－cell junctions[J]. Journal of cell biology，2007，179（2）：247-254.

[15] ZAFAR A，QUADRI S A，FAROOQUI M，et al. Familial cerebral cavernous malformations[J]. Stroke，2019，50（5）：1294-1301.

[16] FLEMMING K D，LANZINO G. Cerebral cavernous malformation：what a practicing clinician should know[C]. Mayo clinic proceedings，2020，95（9）：2005-2020.

SEPN1 基因复合杂合突变致 SEPN1 相关肌病

【概述】

SEPN1（又称 SELENON）基因突变所致的一组遗传性肌肉病，包括 4 种常染色体隐性遗传性肌病，即先天性肌营养不良伴早期脊柱僵直（congenital muscular dystrophy with early rigid spine with muscular dystrophy type 1，RSMD1）、多微轴空病、马洛里样包涵体肌病和先天性肌型比例失调。这 4 种常染色体隐性遗传疾病在临床和分子特征方面都具有很强的重叠性，故可以将它们统称为硒蛋白 N1 相关肌病（SEPN1-related myopathies，SEPN1-RM）。Moghadaszadeh 等首次报道了编码硒蛋白 N1 的 SEPN1 基因突变导致 SEPN1-RM。SEPN1-RM 通常起病隐匿，进展相对缓慢，主要特征是早发性躯干无力和颈部无力、脊柱僵直和呼吸衰竭。早期运动发育正常且肌病病程相对良性，因此 SEPN1-RM 可能未被充分识别。但随着研究的深入，SEPN1-RM 的临床特征具有同质性和独特性，存在一些可识别的特征，包括特殊的面部外观、细长的颈部、显著的轴向无力和强直的脊柱等。笔者及所在团队报道 1 例以运动发育落后、肌无力、脊柱僵直、肌病样病理改变为主要表现的 SEPN1 基因突变导致的 SEPN1-RM，以提高临床医师对该疾病的认识。

【病历摘要】

患者，男，14 岁，因"肢体无力 10 年，加重 2 年"就诊。主要表现为自幼力弱，运动能力较同龄人落后。症状进展缓慢。近 2 年肢体无力症状较前加重，活动量较前进一步减小，能短途自行行走。入院前 2 个月曾出现 2 型呼吸衰竭、肺性脑病，予呼吸机辅助呼吸治疗。既往史及家族史无特殊。查体抬颈 3 级，转颈耸肩 5- 级，四肢肌力 4+ 级～ 5- 级。肌张力正常，双上肢腱反射（+），双下肢膝腱反射（-），双侧病理征（−）。肌电图提示肌源性损害。肌酸激酶 306 IU/L ↑（参考值 24 ～ 195 IU/L）。血气分析提示呼吸性酸中毒合并代谢性碱中毒。

【临床资料】

1. 病史

（1）现病史：患者，男，14 岁，于 2011 年被家属发现肢体力弱，运动能力较同龄人落后，可自行行走，不能长时间跑跳，无肉跳，无肢体麻木、疼痛，无晨轻暮重，无呼吸费力，无视物变化，无饮水呛咳，无吞咽困难，无出汗异常，无抽搐，无二便障碍，精神行为无异常。近 10 年病情相对平稳，无力症状无明显加重，可坚持上学，学习成绩差，体育成绩差，身高及第二性征发育不受影响，生活可基本自理，未就诊。近 2 年肢体无力症状较前加重，活动量较前进一步减小，自感肢体软弱，仍能自行行走，但不能走远路，不能爬楼。2 个月前肺部感染后出现呼吸困难，精神差，于当地医院住院治疗。血气分析示 pH 6.993，二氧化碳分压 166 mmHg。诊断为 2 型呼吸衰竭、肺性脑病。给予气管插管呼吸机辅助呼吸，后呼吸情况逐渐好转，遂脱机，仍感夜间呼吸困难，继续药物治疗后情况好转，自感呼吸困难较前缓解，无明显呼吸费力。1 个月前于北京某医院就诊，考虑"肌病"，检查结果示肌酸激酶 513 U/L，乳酸脱氢酶 329 U/L；乳酸正常；血气分析，pH 7.31，二氧化碳分压 76 mmHg，氧分压 576 mmHg，氧饱和度 86.8%；线粒体及神经肌肉病相关基因检测结果不详；肌电图示肌源性损害。

（2）既往史：无特殊。

（3）生长发育史：自幼运动能力落后，14 个月会走，语言功能及智力发育基本正常。

（4）家族史：父亲、母亲体健，有 1 个姐姐，体健，否认家族遗传病史及类似疾病史。

2. 体格检查

神志清楚，言语流利，计算力下降。高腭弓，咳嗽力弱，抬颈 3 级，转颈耸肩 5- 级，双上肢肩外展、屈肘、伸肘肌力 4+ 级，远端屈腕、伸腕、分并指及对指肌力 5- 级，双下肢屈髋、伸髋、屈膝、伸膝肌力 4- 级，远端足跖屈、足背屈肌力 5- 级。肌张力正常，双上肢腱反射（+），双下肢膝腱反射（−），双侧踝反射（++），腹壁反射（+），双侧病理征未引出。深浅感觉正常，指鼻试验稳准，跟 – 膝 – 胫试验不能配合。脑膜刺激征（−）。

3. 辅助检查

（1）肌电图：肌源性损害。

（2）颈腰椎 X 线检查：颈椎未见明显骨质异常，腰椎轻度左旋，生理曲度变直。

（3）肌酸激酶：306 IU/L ↑（参考值 24 ～ 195 IU/L）。

（4）血气分析：提示呼吸性酸中毒合并代谢性碱中毒。

（5）部位肌肉活检病理：提示肌源性损害伴多微轴空样改变（图 14.1）。

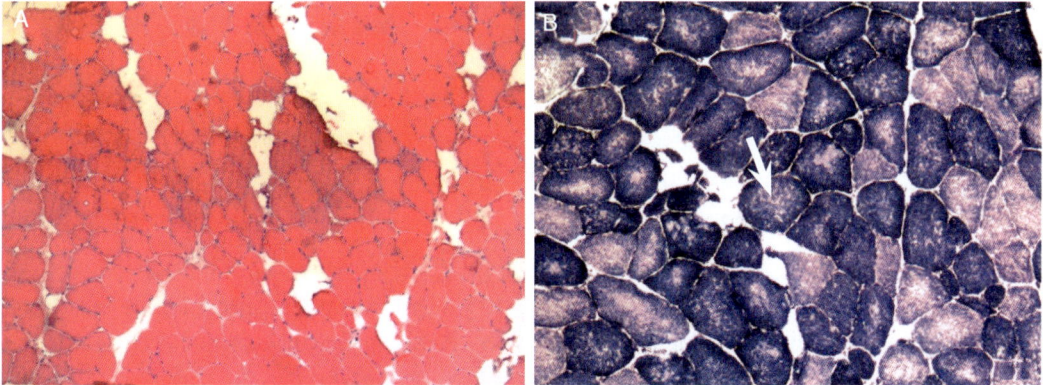

A. HE 染色，结缔组织增生，肌纤维大小不一；
B. NADH 染色，白色箭头示多微轴空样改变（比例尺 =50 μm）。

图 14.1　肌肉活检病理

4. 基因检测分析

单样本全外显子测序分析结果提示，*SEPN1* 基因存在可能复合杂合突变：6 号外显子（共 13 个）一处错义突变 ［NM_020451.2：c.1406G ＞ A（p.Arg469Gln）］，11 号外显子的错义突变 ［NM_020451.2：c.802C ＞ T（p.Arg268Cys）］（图 14.2）。

（1）基因 – 疾病关系证据（*SEPN1*）：强。

（2）ACMG 评级：NM_020451.2：c.1406G ＞ A（p.Arg469Gln），PAT，PP1_Strong+PM5+PS4_Moderate+PM2_Supporting+PP3+PP4（已报道 2 例；p.Arg469Trp 报道 2 例），NM_020451.2：c.802C ＞ T（p.Arg268Cys），LP，PS4_Moderate+PM3+PP1_Moderate+PM2_Supporting+PP4（已报道 2 例）。

（3）Sanger 测序证实 *SEPN1* 基因存在 1 个致病性突变和 1 个可能致病突变，家系分析提示 p.Arg268Cys 突变来源于母亲，p.Arg469Gln 突变来源于父亲。

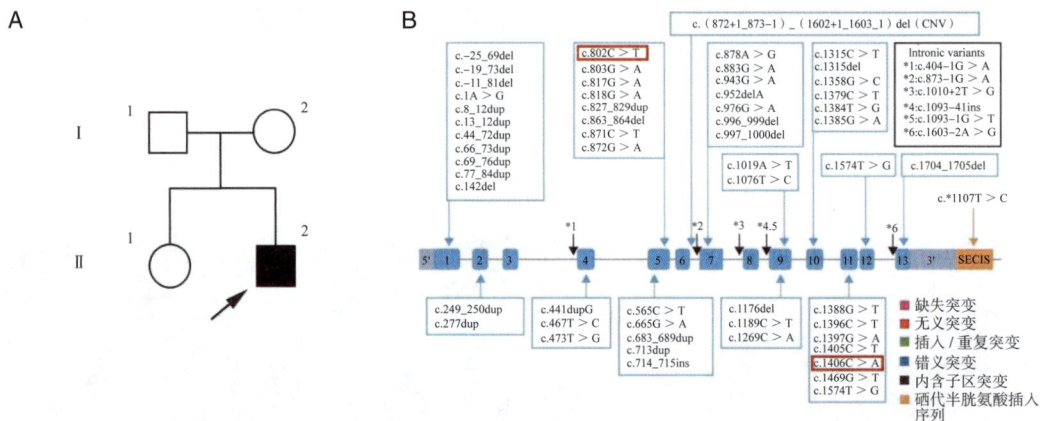

A. 家系图；B. 文献中（2020 年）报道 *SEPN1* 突变位点分布，红框内代表本例患者携带的相同突变。

图 14.2　基因检测结果及已报道位点汇总

[图 14.2B 资料来源：FILIPE A，CHERNORUDSKIY A，ARBOGAST S，et al. Defective endoplasmic reticulum-mitochondria contacts and bioenergetics in SEPN1-related myopathy[J]. Cell death & differentiation，2021，28（1）：123-138.]

5. 诊断

（1）定位诊断：患者咳嗽无力，伸颈力弱，四肢肌力下降，腱反射减弱或消失，结合肌酶轻度升高，肌电图显示肌源性损害，定位于肌肉。

（2）定性诊断：①常染色体隐性遗传性肌病，患者为 14 岁男性，运动系统发育较同龄人差，4 岁开始隐匿起病，表现为疲劳不耐受、肢体无力，持续缓慢进展，肌电图提示肌源性损害，需首先考虑该类疾病，应进一步完善肌肉活检和基因检测，明确诊断。②糖原贮积病Ⅱ型，晚发类型患者可于 1 岁后起病，也可晚至 60 岁发病；多表现为慢性进行性近端肌力下降和呼吸功能不全，心脏受累少见，呼吸衰竭是主要的致死原因；临床症状为易疲劳，仰卧起坐、上下楼梯、蹲起困难和行走无力，少数以突发呼吸衰竭起病；本例患者的核心临床表型、常染色体隐性遗传模式均符合，需要考虑本病，仍需完善心脏检查、α-1-4 葡萄糖苷酶活性测定、肌肉活检、基因检测等。③进行性肌营养不良，是一组以骨骼肌进行性无力萎缩为主要临床表现的异质性基因缺陷性疾病；可有中枢神经系统、心脏、骨骼、呼吸道及胃肠道受累；不同类型的起病时间、进展速度、受累范围、严重程度差异很大；患者无明显腓肠肌假肥大，无面、肩、肱肌肉萎缩，故典型的假肥大型肌营养不良、面肩肱型肌营养不良的可能性小，需进一步行肌活检及基因检测明确诊断。

（3）基因型 - 表型匹配诊断如下。

临床角度：*SEPN1* 基因相关肌病主要表现为运动发育落后、脊柱僵直、肌张力低下、活动耐力下降、呼吸功能障碍等，有报道 *SEPN1* 基因相同的复合杂合突变可引起 SEPN1–RM，且与患者的核心表型高度匹配（表 14.1）。

遗传学角度：根据 ACMG 指南，该复合杂合突变均被预测为致病性（或可能致病）变异。

功能学角度：Rederstorff 等通过基因靶向产生的 Sepn1（–/–）小鼠发现，此类小鼠具有正常的生长和寿命，并且在宏观上与野生型小鼠没有区别。在基础条件下，只观察到硒蛋白 N 缺陷小鼠的肌肉形态和收缩性能有轻微缺陷。然而，当受到具有挑战性的体育锻炼和压力条件（强迫游泳试验）时，Sepn1（–/–）小鼠出现了明显的表型，其特征是在游泳过程中运动受限和身体僵硬，以及脊柱逐渐弯曲和椎旁肌肉的主要改变。这种诱导的表型再现了 SEPN1–RM 患者的肌肉分布。Deniziak 等使用斑马鱼作为模型系统来了解硒蛋白 N 在胚胎发育过程中的肌肉形成功能，注射反义吗啉抑制 *SEPN1* 基因会导致肌肉结构紊乱和运动能力大大降低。肌节的超微结构分析揭示了肌肉肌节组织和肌纤维附着的缺陷。

综上所述，本例患者诊断为 SEPN1–RM。

表 14.1　基因 – 表型匹配度分析

在线人类孟德尔遗传数据库（OMIM）	患者症状	匹配度（15/29）
遗传方式		
—常染色体显性遗传	常染色体显性遗传	☑
生长		
身高		
—身材矮小	身材矮小	☑
体重		
—低体重		
其他		
—生长发育不良	生长发育不良	☑
头颈		
头		
—头部控制差	抬头肌力 3 级	☑
脸		

续表

在线人类孟德尔遗传数据库（OMIM）	患者症状	匹配度（15/29）
—面肌力弱		
眼		
—上睑下垂		
—眼肌麻痹		
嘴		
—高腭弓	高腭弓	☑
颈		
—颈部活动受限	屈颈受限	☑
循环系统		
—心脏		
—二尖瓣脱垂		
—肺心病		
呼吸		
—限制性呼吸综合征	限制性呼吸综合征	☑
—肺活量减少		
—夜间肺换气不足		
胸廓		
外部特征		
—平胸		
骨科		
—关节挛缩		
脊柱		
—脊柱僵硬	脊柱僵硬	☑
—脊柱侧歪		
—活动受限	脊柱弯曲受限	☑
肌肉及软组织		

续表

在线人类孟德尔遗传数据库（OMIM）	患者症状	匹配度（15/29）
—中轴肌肉无力	中轴肌肉无力	☑
—广泛肌无力	全身肌无力	☑
—腱反射减低		
—颈肌无力		
—广泛肌萎缩	全身肌萎缩	☑
—肌纤维大小改变	肌纤维大小改变	☑
—肌纤维损伤	肌纤维损伤	☑
—多微轴空样改变	多微轴空样改变	☑

6. 治疗及随访

住院期间患者再次在夜间出现意识不清，呼之不应。血气分析显示 pH 7.025，二氧化碳分压测不出（超过正常范围，过大），氧分压 68.1 mmHg，提示低氧血症合并二氧化碳潴留、2 型呼吸衰竭。立即给予气管插管呼吸性辅助呼吸，吸痰，抗感染治疗。治疗 10 日后患者神志恢复，拔出气管插管，无创呼吸机辅助呼吸。半年后随访，患者仍有呼吸费力症状，肢体无力无明显改变。

【专家点评】

1. SEPN1 功能丧失导致 SELENON 相关肌病的临床病理生理改变

SEPN1-RM 又称 SELENON 相关肌病，是一种罕见的遗传性肌病，以前被分为 4 种不同的疾病，是由 *SEPN1* 基因纯合或复合杂合突变引起 SEPN1 功能丧失导致的。在具有 *SEPN1* 突变的患者中，轴向（颈部和躯干）肌肉的无力更为严重。通常这种情况与膈肌无力和疲劳相关，可导致严重的脊柱侧弯和潜在的致命性呼吸衰竭，这是 SEPN1-RM 的表型标志。在组织病理学上，SEPN1-RM 显示出很大的变异性，但是多微小轴空样改变（由线粒体耗竭和肌节紊乱所导致）在大多数 SEPN1-RM 患者的肌肉活检中都能发现，这也是本病的一个标志。由于本例患者早期运动发育基本正常，四肢活动无明显的无力表现，进行性肌肉病变的证据有限（肌酸激酶正常或轻度升高），且疾病过程相对缓慢，易被家属和临床医师忽视。但此类疾病患者在睡眠期间容易发生低氧血症，而这种夜间血气异常可以导致其心血管和神经认知损害，甚至猝死，应予以重视。及时诊断、早期治疗可减缓患者的疾病进程，避免呼吸、循环衰竭的出现。本例患者为 14 岁男性，虽发病多年一直未得到识别和明确诊断，此次二代基因检测发现患者 *SEPN1* 基因存在文献已报道的复合杂合突变，最终明确诊断。

2. 硒蛋白与 *SEPN1* 基因

硒蛋白是一个蛋白质家族，其特征是存在一个硒半胱氨酸（硒的生物形式）。这些硒蛋白的功能已被确定，大多数在氧化还原过程中具有催化活性。然而，迄今为止，唯一与人类遗传性疾病有关的硒蛋白是硒蛋白 N（SelN），由 *SEPN1* 基因编码。SEPN1 是内质网的一种 II 型糖蛋白，可通过氧化还原机制感知钙水平以调整肌质网钙泵的活性，从而调节内质网钙稳态。在 SEPN1 耗竭的肌肉中，内质网钙平衡的改变会引发内质网应激，从而诱发 CHOP 介导的功能障碍，改变兴奋 – 收缩耦合。SEPN1 定位于内质网的一个区域，该区域与线粒体密切接触，即线粒体相关膜，这对钙从内质网到线粒体的调动很重要。因此，SEPN1 功能缺失对内质网及线粒体的钙调节和 ATP 生成都有损害。动物实验研究中，*SEPN1* 缺陷的小鼠模型出现线粒体生理学和能量代谢的显著改变，表明 *SEPN1* 控制线粒体生物能量学。

3. 基因检测技术有助疾病早期诊断以更好地预防并发症

以往，SEPN1–RM 多因肢体运动受累不明显，且肌病病程相对良性，而未被充分识别，不能早期诊断。这往往意味着此类疾病会对心血管系统、呼吸系统、神经系统及认知功能产生更严重、更持久的损害，甚至危及生命。随着人类基因组计划的完成和高通量测序技术的普遍应用，通过最先进的基因检测技术，可以从基因水平对相关疾病进行基因检测，以达到尽早诊断、尽早干预的目的。

【参考文献】

[1] FERREIRO A，QUIJANO–ROY S，PICHEREAU C，et al. Mutations of the selenoprotein N gene，which is implicated in rigid spine muscular dystrophy，cause the classical phenotype of multiminicore disease：reassessing the nosology of early–onset myopathies[J]. The American journal of human genetics，2002，71（4）：739–749.

[2] MOGHADASZADEH B，PETIT N，JAILLARD C，et al. Mutations in SEPN1 cause congenital muscular dystrophy with spinal rigidity and restrictive respiratory syndrome[J]. Nature genetics，2001，29（1）：17–18.

[3] BACHMANN C，NOREEN F，VOERMANS NC，et al. Aberrant regulation of epigenetic modifiers contributes to the pathogenesis in patients with selenoprotein N-related

myopathies[J]. Human mutation，2019，40（7）：962–974.

[4] REDERSTORFF M，CASTETS P，ARBOGAST S，et al. Increased muscle stress–sensitivity induced by selenoprotein N inactivation in mouse：a mammalian model for SEPN1–related myopathy[J]. PLoS One，2011，6（8）：e23094.

[5] DENIZIAK M，THISSE C，REDERSTORFF M，et al. Loss of selenoprotein N function causes disruption of muscle architecture in the zebrafish embryo[J]. Experimental cell research，2007，313（1）：156–167.

[6] VARONE E，POZZER D，DI MODICA S，et al. SELENON（SEPN1）protects skeletal muscle from saturated fatty acid–induced ER stress and insulin resistance[J]. Redox biology，2019，24：101176.

[7] ZITO E，FERREIRO A. Calcium and redox liaison：a key role of selenoprotein N in skeletal muscle[J]. Cells，2021，10（5）：1116.

[8] PAPP L V，LU J，HOLMGREN A，et al. From selenium to selenoproteins：synthesis，identity，and their role in human health[J]. Antioxidants & redox signaling，2007，9（7）：775–806.

[9] FILIPE A，CHERNORUDSKIY A，ARBOGAST S，et al. Defective endoplasmic reticulum–mitochondria contacts and bioenergetics in SEPN1–related myopathy[J]. Cell death & differentiation，2021，28（1）：123–138.

[10] VILLAR–QUILES R N，VON DER HAGEN M，MÉTAY C，et al. The clinical，histologic，and genotypic spectrum of SEPN1–related myopathy：a case series[J]. Neurology，2020，95（11）：e1512–e1527.

附　录

附表 1　致病变异分级标准

致病性证据	分类
非常强	PVS1：当一个疾病的致病机制为功能丧失（LOF）时，无功能变异（无义突变、移码突变、经典 ±1 或 2 的剪接突变、起始密码子变异、单个或多个外显子缺失）
强	PS1：与先前已确定为致病性的变异有相同的氨基酸改变
	PS2：患者的新发变异，且无家族史（经双亲验证）
	PS3：体内、体外功能实验已明确会导致基因功能受损的变异
	PS4：变异出现在患病群体中的频率显著高于对照群体
中等	PM1：位于热点突变区域，和（或）位于已知无良性变异的关键功能域（如酶的活性位点）
	PM2：ESP 数据库、千人数据库、EXAC 数据库中正常对照人群中未发现的变异（或隐性遗传病中极低频位点）
	PM3：在隐性遗传病中，在反式位置上检测到致病变异
	PM4：非重复区框内插入 / 缺失或终止密码子丧失导致的蛋白质长度变化
	PM5：新的错义突变导致氨基酸变化，此变异之前未曾报道，但是在同一位点，导致另外一种氨基酸的变异已经确认是致病性的
	PM6：未经父母样本验证的新发变异
支持证据	PP1：突变与疾病在家系中共分离（在家系多个患者中检测到此变异）
	PP2：对某个基因来说，如果这个基因的错义变异是造成某种疾病的原因，并且这个基因中良性变异所占的比例很小，在这样的基因中所发现的新的错义变异
	PP3：多种统计方法预测出该变异会对基因或基因产物造成有害的影响，包括保守性预测、进化预测、剪接位点影响等
	PP4：变异携带者的表型或家族史高度符合某种单基因遗传疾病
	PP5：有可靠信誉来源的报告认为该变异为致病的，但证据尚不足以支持进行实验室独立评估

资料来源：王秋菊，沈亦平，邬玲仟，等 . 遗传变异分类标准与指南 [J]. 中国科学（生命科学），2017，47（6）：668–688.

附表 2　良性变异分类标准

良性影响的证据	分类
独立证据	BA1：ESP 数据库、千人数据库、EXAC 数据库中等位基因频率＞ 5% 的变异
强	BS1：等位基因频率大于疾病发病率
	BS2：对于早期完全外显的疾病，在健康成年人中发现该变异（隐性遗传病发现纯合、显性遗传病发现杂合，或者 X 连锁半合子）
	BS3：在体内外实验中确认对蛋白质功能和剪接没有影响的变异
	BS4：在一个家系成员中缺乏共分离
支持证据	BP1：已知一个疾病的致病原因是由于某基因的截短变异，在此基因中所发现的错义变异
	BP2：在显性遗传病中又发现了另一条染色体上同一基因的一个已知致病变异，或者是任意遗传模式遗传病中又发现了同一条染色体上同一基因的一个已知致病变异
	BP3：功能未知重复区域内的缺失 / 插入，同时没有导致基因编码框改变
	BP4：多种统计方法预测出该变异对基因或基因产物无影响，包括保守性预测、进化预测、剪接位点影响等
	BP5：在已经有另一分子致病原因的病例中发现的变异
	BP6：有可靠信誉来源的报告认为该变异为良性的，但证据尚不足以支持进行实验室独立评估
	BP7：同义变异且预测不影响剪接

资料来源：王秋菊，沈亦平，邬玲仟，等 . 遗传变异分类标准与指南 [J]. 中国科学（生命科学），2017，47（6）：668–688.